Dr. Shilpi Mangal
Prof. Dr. Shalini Kaushal
Prof. Dr. Nand Lal

Cirurgia Periodontal Minimamente Invasiva

Dr. Shilpi Mangal
Prof. Dr. Shalini Kaushal
Prof. Dr. Nand Lal

Cirurgia Periodontal Minimamente Invasiva

Técnicas, resultados e aplicações clínicas

ScienciaScripts

This book is a translation from the original published under ISBN 978-620-7-84471-5.

Publisher:
Sciencia Scripts
is a trademark of
Dodo Books Indian Ocean Ltd. and OmniScriptum S.R.L publishing group

120 High Road, East Finchley, London, N2 9ED, United Kingdom
Str. Armeneasca 28/1, office 1, Chisinau MD-2012, Republic of Moldova, Europe
Printed at: see last page
ISBN: 978-620-7-92654-1

Índice

INTRODUÇÃO

As doenças periodontais são, desde há muito tempo, o maior problema da nossa sociedade. Atualmente, a prevalência desta doença está a aumentar devido a alterações nos padrões alimentares da população e nas práticas de higiene oral.

A periodontite é uma infeção causada pela acumulação de agentes patogénicos periodontais nas superfícies dos dentes, que estão associados à placa bacteriana. [1]

A periodontite é uma condição marcada pela deterioração gradual dos tecidos dentários que oferecem suporte estrutural para a dentição. Está associada a uma acumulação doentia de biofilme de placa bacteriana. Representa uma inflamação crónica que afecta o periodonto.[2] O tratamento envolve a remoção da placa bacteriana e do tártaro de A destartarização, o planeamento radicular e a cirurgia periodontal com retalho são métodos utilizados para limpar a superfície do dente e as áreas circundantes.

Para tratar casos avançados de periodontite, foram efectuadas operações convencionais com retalhos. Estas cirurgias envolviam a utilização de retalhos largos de forma a obter acessibilidade aos tecidos danificados que se encontram por baixo. A recessão gengival e a hipersensibilidade radicular podem resultar das técnicas mencionadas, da reabsorção do osso que rodeia o dente e da perda de tecido gengival entre os dentes adjacentes. Estas alterações foram consideradas como resultados inevitáveis dos procedimentos cirúrgicos. A duração prolongada das cirurgias resulta numa manipulação extensa dos tecidos, o que leva a um atraso na cicatrização, edema, aumento da dor pós-operatória e inchaço. Estas complicações da cirurgia têm sido objeto de um esforço consistente para as atenuar ou erradicar.

A transição da ressecção para a regeneração foi facilitada pelos avanços tecnológicos. O risco de morte e de complicações após a cirurgia foi reduzido por investigadores que começaram a investigar alternativas que envolvessem procedimentos menos invasivos no início da década de 1980. Qualquer procedimento deve ser simples de executar, provocar o mínimo de danos nos tecidos durante as fases de cirurgia e de cicatrização, ser eficiente em termos de tempo, não impor uma sobrecarga financeira ao doente e, em última análise, ser vantajoso para a população em geral. A Cirurgia Minimamente Invasiva (CMI) foi originalmente criada por Wickham e Fitzpatric, marcando a sua introdução com procedimentos cirúrgicos mais precisos e compactos. Este método utiliza instrumentos e materiais microcirúrgicos, microscópios operatórios e pequenas incisões para obter os mesmos resultados cirúrgicos que os métodos tradicionais, incluindo a regeneração do osso e dos tecidos de suporte e a redução da profundidade de sondagem. Por outro lado, o MIS atenua as alterações adversas nos contornos dos tecidos moles e gera resultados estéticos superiores. [3]

Os procedimentos minimamente invasivos tornaram-se o modelo dominante no domínio dos cuidados de saúde. Estas técnicas estão a ser utilizadas para realizar operações de grande envergadura e importância, incluindo, mas não se limitando a, bypasses cardíacos e cirurgia à vesícula biliar. A medicina dentária também está a adotar estes métodos inovadores.

Um dos desenvolvimentos mais significativos na terapia dentária é a introdução do tratamento minimamente invasivo, que está rapidamente a tornar-se um elemento padrão das operações de rotina de um dentista.

Para otimizar a conservação dos dentes juntamente com as estruturas circundantes, foi proposta pela primeira vez a medicina dentária minimamente invasiva. Anteriormente, era habitual levantar retalhos mucogengivais extensos para alcançar as estruturas subjacentes. No entanto, esta abordagem conduzia frequentemente a anomalias estéticas, à retenção de alimentos e a uma maior sensibilidade à temperatura. Em comparação com o protocolo convencional, esta técnica enfatiza a redução da exposição, a criação de incisões mais pequenas e a inflição de um trauma mínimo no contexto do tratamento periodontal.

É uma técnica cirúrgica conhecida como cirurgia minimamente invasiva (MIS) que reduz a necessidade de levantar e perturbar o tecido, minimizando assim a quantidade de danos causados ao coágulo sanguíneo que está presente na ferida. Esta técnica ajuda a manter o fornecimento de sangue crucial, levando a uma menor contração da ferida após a cirurgia.

Os princípios ou a pedra basilar da microcirurgia são também incorporados na cirurgia minimamente invasiva.

O aumento da acuidade visual do microscópio cirúrgico permitiu o desenvolvimento da microcirurgia, uma técnica cirúrgica básica refinada. Daniel RK (1979) forneceu uma definição abrangente[4] , ou seja, "técnica cirúrgica efectuada sob ampliação fornecida por um microscópio operatório".

"A microcirurgia periodontal é definida como 'aperfeiçoamentos nas técnicas cirúrgicas básicas existentes que são possíveis graças à utilização do microscópio cirúrgico e à subsequente melhoria da acuidade visual' (Shanelec 1992)"

A abordagem microcirúrgica dos cuidados e do tratamento dos doentes é determinada por três princípios, que são os seguintes (Acland R, 1989)

1. Para garantir um fecho preciso, é necessário utilizar o fecho passivo da ferida, que se refere ao processo natural de cicatrização em que os bordos da ferida se juntam numa aposição primária.
2. Melhorar as capacidades motoras para melhorar as capacidades cirúrgicas.
3. Para reduzir ao máximo a quantidade de danos nos tecidos, são utilizados instrumentos microcirúrgicos e suturas.

PERSPECTIVA HISTÓRICA

A partir dos anos 20, a medicina dentária utilizou a microcirurgia emprestada da medicina.

Serafin[5] definiu a microcirurgia em 1980 como "uma metodologia - uma modificação e um refinamento de procedimentos cirúrgicos recentes".

Carl Nylen, amplamente reconhecido como o "pai da microcirurgia", efectuou uma cirurgia ao ouvido em 1921, utilizando um microscópio binocular rudimentar. Esta foi a primeira vez que utilizou um microscópio. No passado, a maioria dos procedimentos dentários eram efectuados sem a utilização de um auxílio visual. A ampliação foi utilizada pela primeira vez no campo da medicina durante a última parte do século XIX, especificamente no contexto de procedimentos microcirúrgicos.

Foi no ano de 1694 que o primeiro microscópio de lente composta foi criado por Anton van Leeuwenhoek, um comerciante de Amesterdão. É importante notar que a microcirurgia para a doença periodontal é comparável à microcirurgia médica, o que contribuirá para uma maior aceitação deste procedimento entre os profissionais.

Saemisch, um oftalmologista alemão, foi a primeira pessoa a introduzir lupas binoculares básicas para utilização em cirurgia oftalmológica no ano de 1876. Barraquer JI[6] implementou o microscópio em cirurgias da córnea durante a década de 1950. (Fig.1,2)

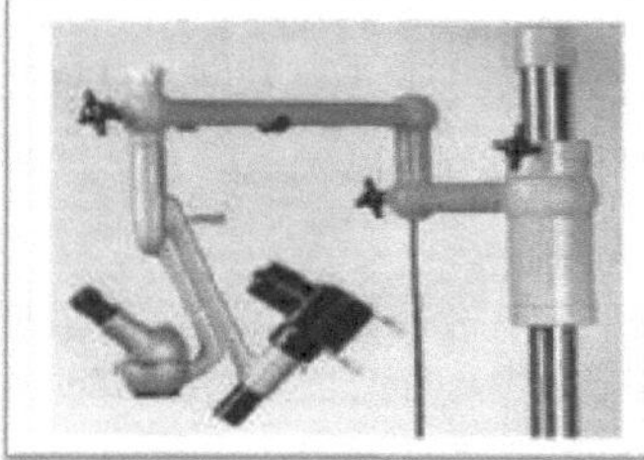

Fig 1. Barraquer's Zeiss OPMI 3 slit lamp rotates around the microscope

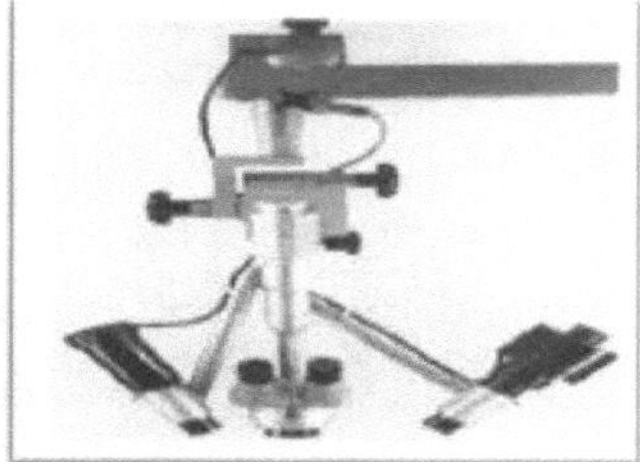

Fig 2. Barraquer-Litmann Zeiss with inclined focusing motor

Em 1978, o microscópio foi inicialmente introduzido na medicina dentária por Apotheker e Jako. Daniel referiu-se à microcirurgia como "cirurgia efectuada sob ampliação" em 1979. Quando se utiliza um microscópio cirúrgico, é possível obter um nível mais elevado de acuidade visual, o que torna possível a realização de microcirurgia periodontal. Este refinamento das técnicas cirúrgicas fundamentais é possível graças à utilização de um microscópio cirúrgico. Ao longo dos últimos dez anos, tem havido um foco significativo de intervenções cirúrgicas para o objetivo da regeneração periodontal relacionada com o desenvolvimento e a implementação. Determinados métodos cirúrgicos múltiplos foram utilizados como sugestão para proteger os tecidos delicados, juntamente com um fecho seguro da incisão, isolando assim a área da boca que está a ser regenerada do ambiente oral circundante.

Wickham e Fitzpatric criaram o termo "cirurgia minimamente invasiva" no ano de 1990. Este termo foi utilizado para descrever procedimentos cirúrgicos que envolvem a utilização de incisões mais pequenas. [7]

A noção de cirurgia minimamente invasiva (MIS) foi aperfeiçoada por Hunter e Sackier (1993), [8] que também descreveram a abordagem cirúrgica, "a capacidade de miniaturizar os nossos olhos e estender as nossas mãos para realizar operações microscópicas e macroscópicas em locais que anteriormente só podiam ser acedidos através de grandes incisões".

Shanelec e Tibbetts realizaram um workshop de desenvolvimento contínuo sobre microcirurgia periodontal[9] que foi ministrado durante a conferência anual da Academia Americana de Periodontologia em 1996. Como resultado deste curso, foram criados centros dedicados ao ensino da microcirurgia periodontal. Em 2005, Harrel, Wilson e Nunn realizaram um estudo prospetivo a longo prazo que analisou 160 locais diferentes onde os sistemas de informação de gestão (MIS) foram implementados com sucesso. [10]

Em 1995, Harrel e Ress[11] propuseram o MIS com o objetivo de diminuir o constrangimento associado ao fornecimento de sangue através da produção de "feridas mínimas, reflexão mínima do retalho e manuseamento suave dos tecidos duros e moles". [12,13] A preservação da estrutura gengival original antes da cirurgia e a restauração da papila gengival na sua localização original ou ligeiramente acima dela, são dois dos factores mais importantes na redução do risco de reabsorção gengival, uma caraterística que distingue este procedimento dos outros. [14]

Em 2001, Belcher apresentou um resumo condensado das potenciais aplicações e vantagens da utilização de um microscópio cirúrgico durante a terapia periodontal.

Os instrumentos microcirúrgicos, os telescópios cirúrgicos (lupas) e os microscópios operatórios contribuíram para uma melhoria do prognóstico da cirurgia (Cortellini e Tonetti 2001, 2005)[15,16]

Ao proporcionar ao campo cirúrgico uma iluminação e ampliação óptimas, estes instrumentos melhoraram a acuidade visual dos procedimentos que estavam a ser realizados. Na disciplina de cirurgia oral e maxilofacial, os endoscópios são normalmente utilizados para prestar assistência nos procedimentos de trauma, cirurgia ortognática, sialoendoscopia e distúrbios da articulação temporomandibular (ATM). A utilização de técnicas endoscópicas em vários procedimentos cirúrgicos está atualmente a ser explorada em regiões anatómicas mais profundas e encontra-se ainda em fase experimental.

Em 1970[17] , Onishi foi o primeiro a documentar o uso da artroscopia para examinar a ATM humana. Ele publicou os achados iniciais usando ampliação. Cortellini, juntamente com Tonetti, introduziu inicialmente a "Técnica Cirúrgica Minimamente Invasiva" (MIST) em 2007[19] . Com a intenção de dar prioridade à estabilidade das feridas e aos coágulos sanguíneos, foi criada a MIST, bem como o encerramento das feridas para proteção contra a coagulação sanguínea. Através da implementação da Técnica Cirúrgica Minimamente Invasiva Modificada (M-MIST, Cortellini juntamente com Tonetti 2009), Cortellini e Tonetti avançaram ainda mais, incorporando o conceito de proporcionar espaço para a regeneração.

Como alternativa, o retalho de preservação da papila simplificado (SPPF) é utilizado para obter a entrada da papila interdentária relacionada com o defeito na abordagem MIST[20] em espaços interdentais estreitos. Em alternativa, o método de preservação da papila modificado (MPPT)[21,22] é utilizado em espaços interdentários substanciais. [18]

FUNDAMENTOS DA CIRURGIA MINIMAMENTE INVASIVA

> Minimização do trauma cirúrgico.

> Aumento do retalho ou estabilização da ferida.

> Melhorar o processo de selagem direta de uma ferida.

> Diminuição do tempo de permanência na cadeira cirúrgica.

> A redução do desconforto e da morbilidade do doente durante os períodos intra e pós-operatório.

> Prevenção da recessão gengival pós-operatória.[23]

TRÊS OBJECTIVOS INTERLIGADOS RELATIVOS À ABORDAGEM MINIMAMENTE INVASIVA

Através da utilização de adjuvantes e da realização de períodos de avaliação minuciosos, o objetivo principal do método minimamente invasivo para a periodontologia é atingir 3 objectivos inter-relacionados: reduzir a quantidade de perda de dentes que ocorre durante a fase inicial, minimizar a quantidade de cirurgia que é realizada e poupar tempo. Uma abordagem à cirurgia regenerativa que seja minimamente invasiva tem o potencial de melhorar os níveis de fixação, se tal for indicado como necessário. Por sua vez, a qualidade de vida será melhorada e a perda de dentes será minimizada através da minimização da recidiva.[24]

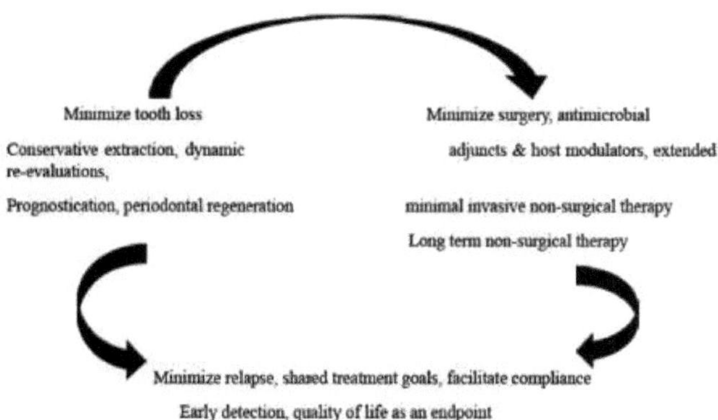

COMPARAÇÃO ENTRE A CIRURGIA PERIODONTAL MINIMAMENTE INVASIVA E A CIRURGIA PERIODONTAL CONVENCIONAL

Tabela 1.

	Cirurgia periodontal convencional	Cirurgia Periodontal Minimamente Invasiva
INCISÕES	Retalhos que foram concebidos para estender, pelo menos, um dente de cada lado do defeito periodontal, e que são alargados.	O procedimento é limitado ao aspeto facial ou lingual e é efectuado com incisões mais pequenas, afectando apenas a vizinhança imediata do defeito periodontal e não os dentes saudáveis.
REFLEXÃO DA ABA	O procedimento implica o levantamento extensivo de retalhos de tecido mole, o que implica refletir o tecido do osso subjacente para expor completamente todo o osso de suporte. Além disso, podem ser utilizadas incisões de libertação vertical no bordo do retalho.	Facilita a manipulação reduzida de tecidos, o que reduz o trauma geral nos locais de cirurgia e permite uma cicatrização mais rápida. O periósteo é preservado e o tecido é dissecado com precisão até ao nível do osso. Esse tecido não é elevado do osso remanescente.
ENCERRAMENTO CIRÚRGICO	Suturas múltiplas interrompidas	Uma única sutura de colchão por local de cirurgia
RESULTADOS	O objetivo principal é a regeneração óssea. O tratamento de defeitos periodontais resulta tipicamente em 2-4 mm de recessão gengival devido à deslocação apical excessiva da margem gengival.	O objetivo é promover a regeneração óssea, com um mínimo de 0,05 mm de recessão gengival que é clinicamente indetetável após a operação.
	Aumento das morbilidades dos doentes, incluindo resultados estéticos comprometidos, impactação alimentar	A morbilidade do doente e o tempo de cadeira foram reduzidos ao mínimo.

	interproximal e sensibilidade térmica	
ARMAMENTARIUM	Lupas, microscópios e instrumentos microcirúrgicos são desnecessários.	Utilização de lupas, microscópios e outros instrumentos utilizados em microcirurgia

INVASIVIDADE MÍNIMA NA TERAPIA PERIODONTAL NÃO CIRÚRGICA

Devido à natureza microbiana da periodontite, o tratamento da periodontite depende principalmente do processo de remoção de contaminantes da superfície da raiz e da gestão do seu crescimento-infeção dentro do sulco gengival. Isto facilita a restauração da harmonia do ambiente subgengival.

Durante o procedimento de curetagem, a camada mais interna que constitui a parede de tecido mole que envolve a bolsa foi excisada. Este procedimento foi efectuado com o objetivo de facilitar a formação de uma nova inserção e de diminuir a profundidade da bolsa.[25] A restauração da biocompatibilidade das superfícies radiculares doentes foi conseguida através da eliminação do cemento "contaminado" juntamente com a dentina durante o procedimento de aplainamento radicular. As bactérias Gram-negativas são responsáveis pela produção de endotoxinas e lipopolissacarídeos, ambos com capacidade de penetrar no cemento. Devido a esta conceção, esta modalidade de tratamento foi considerada adequada.[26] Anteriormente, pensava-se que a infeção periodontal podia propagar-se aos tecidos contaminados e que devia ser excisada para promover o processo de cicatrização no osso alveolar. No entanto, esta crença foi modificada desde então.[27] Consequentemente, a terapia periodontal incorporou frequentemente procedimentos cirúrgicos durante a década de 1980. A gengivectomia e as cirurgias de retalho[27,28] na crença de que os tecidos moles, bem como os ossos, estavam presentes e eram considerados "contaminados" durante a periodontite e necessitavam de ser removidos para controlar a doença, foi implementada a terapia ressectiva e outros tratamentos. A remoção destes tecidos foi o principal foco de atenção. Em 1974, Ramfjord e Nissle tiveram a ideia de eliminar os detritos da superfície radicular em conjunto com o posicionamento de retalhos,[29] cujo objetivo era realizar a reparação tecidular para conseguir a redução e o encerramento da bolsa. Quando isso ocorreu, o conceito de tornar a superfície radicular fisiologicamente adequada para a cicatrização periodontal começou a aparecer implementado, apesar do facto de o procedimento continuar a depender de procedimentos invasivos como a curetagem gengival e os procedimentos cirúrgicos com retalhos.[30]

Transformação do modelo de terapia periodontal em sistemas não cirúrgicos

Pihlstrom et al. foram responsáveis por mudanças de paradigma no campo do tratamento periodontal não cirúrgico[31,32] durante o início da década de 1980. O retalho de Widman modificado foi objeto de uma investigação clínica, quando comparado com o alisamento radicular e a destartarização, e os resultados mostraram que a terapia não cirúrgica alcançou resultados comparáveis aos do tratamento cirúrgico em termos de redução da profundidade de sondagem, bem como um aumento do nível de inserção clínica (NIC) de até 6 milímetros em locais específicos durante o período de estudo de uma avaliação a longo prazo. Isto foi demonstrado pelo facto de os resultados do ensaio serem comparáveis aos do tratamento cirúrgico. Este foi o caso no contexto da comparação entre os dois procedimentos.

Para além disso, o estudo mostrou que os resultados clínicos variaram de acordo com a gravidade inicial da periodontite.[33,34] Por conseguinte, o facto de a descontaminação radicular ser necessária para a correcta cicatrização da doença periodontal, o que leva a uma diminuição da gravidade da periodontite após a terapia não cirúrgica, consubstanciou o seu estatuto de passos essenciais e serviu de pré-requisito para a avaliação precisa da necessidade ou não de cirurgia, incluindo qualquer cirurgia periodontal.[33]

Houve uma outra mudança de paradigma que ocorreu a favor de abordagens periodontais menos invasivas no âmbito das modalidades de tratamento não cirúrgico. Durante um período de tempo considerável, acreditou-se que, para que o tratamento fosse bem sucedido, a superfície da raiz tinha de estar completamente limpa e lisa. Para eliminar completamente o cálculo e o cemento contaminado, foi proposto que a destartarização e o alisamento radicular fossem efectuados em áreas específicas da boca do paciente, quer por quadrantes quer por sextantes. Isto foi efectuado como parte do tratamento não cirúrgico. [35,36]

À medida que se examinavam métodos de tratamento alternativos, tornou-se evidente que era necessária uma desinfeção periodontal de toda a boca.[37] Foi determinado que o desbridamento ultrassónico de toda a boca[38] e outras alternativas de tratamento eram eficazes. "Remoção ou rutura de depósitos dentários e cálculo dentário retentor de placa das superfícies dentárias e dentro do espaço da bolsa periodontal sem remoção deliberada de cemento, tal como é feito na destartarização e aplainamento radicular" é a definição de desbridamento periodontal que constitui a secção Medical Subject Headings da National Library of Medicine. Deas et al[39] o potencial para influenciar a fixação e a proliferação de fibroblastos gengivais foi demonstrado pela endotoxina ligada ao cemento. Heitz-Mayfield e Lang efectuaram uma análise aprofundada da investigação. [40]

Assim que foi determinado que a periodontite pode ser tratada com sucesso sem a remoção do cemento contaminado, que é um pré-requisito para o tratamento, a condição foi tratada com sucesso. O cálculo, por outro lado, é uma substância que retém a placa bacteriana, o que significa que a sua remoção é necessária para o restabelecimento da saúde periodontal.

Métodos para uma invasividade mínima

Tem-se verificado uma ênfase crescente na disponibilização de formas de tratamento mais favoráveis ao doente, o que levou ao desenvolvimento de técnicas de terapia periodontal menos intrusivas. Estas técnicas tornaram-se possíveis graças aos avanços no domínio da medicina. Foram feitos avanços em instrumentos microcirúrgicos, mini curetas, pontas ultra-sónicas finas e endoscópios periodontais, que são exemplos de materiais e equipamentos regenerativos que podem ser utilizados para facilitar este processo. Estes avanços foram implementados para melhorar a gestão dos tecidos moles e reduzir o risco de trauma em comparação com os instrumentos tradicionais.[41]

MINIMAMENTE INVASIVO NA TERAPIA PERODONTAL NÃO CIRÚRGICA

Foi ainda elucidado que a implementação de vários procedimentos considerados minimamente invasivos na terapia mecânica periodontal levou a uma melhoria dos resultados da terapia não cirúrgica. [42,43]É um conceito médico que é definido como "a capacidade de miniaturizar os nossos olhos e estender as nossas mãos para realizar operações microscópicas e macroscópicas em locais que anteriormente só eram acessíveis através de grandes incisões". A invasividade mínima é um termo que foi cunhado pela Associação Médica Americana.[44] Um procedimento minimamente invasivo não é necessariamente definido pela ampliação que proporciona (por exemplo, microscópios, lupas e endoscópios). As abordagens minimamente invasivas, por outro lado, têm como principal objetivo reduzir a morbilidade associada aos procedimentos clínicos. Isto é conseguido através da utilização de técnicas e instrumentos que preservam a arquitetura dos tecidos e reduzem o trauma dos tecidos, melhoram a fase de cicatrização, melhoram os resultados clínicos, melhoram a visibilidade do doente e reduzem o tempo necessário para o tratamento. Inicialmente, Harrel e Rees foram considerados aqueles que descreveram procedimentos minimamente invasivos em periodontologia.[45] O indivíduo que implementou estes princípios no tratamento cirúrgico (mais particularmente, na cirurgia minimamente invasiva) com o objetivo de atenuar a extensão da lesão tecidular provocada pela reflexão e manipulação do retalho, bem como induzir a criação de coágulos sanguíneos mais permanentemente estáveis. O facto de as técnicas cirúrgicas e não cirúrgicas minimamente invasivas estarem a tornar-se cada vez mais evidentes é cada vez mais evidente que são significativamente mais eficazes no reforço dos princípios biológicos celulares responsáveis pela regeneração e reparação. [46]

Na terapia não cirúrgica, os fundamentos dos procedimentos minimamente invasivos foram adicionalmente implementados através da utilização de um endoscópio para fornecer acesso visual ao ambiente subgengival. Este facto contribuiu para o desenvolvimento da terapia não cirúrgica.[42] O procedimento conhecido como terapia não cirúrgica minimamente invasiva (MINST) é uma técnica que é considerada minimamente invasiva e não cirúrgica. Pode ser utilizada para efetuar o procedimento de desbridamento periodontal. A ampliação com um microscópio ou lupas e a utilização de instrumentos delicados são utilizados neste método para conseguir uma remoção mais eficiente do cálculo e do biofilme, minimizando simultaneamente a quantidade de danos causados aos tecidos moles.[43] A periodontologia está a observar uma tendência para a realização de procedimentos que são menos invasivos e que protegem os tecidos moles e duros das gengivas durante todo o procedimento. Ao adotar esta abordagem, as raízes dos dentes podem ser visualizadas e limpas de forma mais eficaz, a inflamação e a profundidade de sondagem podem ser reduzidas e a linha da gengiva pode ser preservada, o que contribui para melhores resultados estéticos.

O objetivo é preservar o cemento dentário de forma a manter ou restaurar um ambiente periodontal saudável e erradicar a periodontite através da utilização de movimentos suaves dos instrumentos e de métodos não cirúrgicos. Os dispositivos ultra-sónicos[47] levaram a um aumento do grau de textura relacionado com a superfície da raiz, ao mesmo tempo que provocaram uma redução na eliminação da estrutura dentária. Isto contrastava com os resultados da instrumentação manual com curetas, que resultava numa superfície radicular mais polida e numa maior extensão de eliminação de cálculo. Isto levou a uma diminuição da quantidade de danos causados aos tecidos moles, bem como da duração do tratamento.[48,49,50]

Em muitos aspectos, os princípios que sustentam o MINST são surpreendentemente comparáveis aos indivíduos que sustentam a cirurgia minimamente invasiva, que é onde obtém a sua inspiração. Ao minimizar o trauma dos tecidos e otimizar a cicatrização de feridas, a MINST procura melhorar o prognóstico dos defeitos intra-ósseos. Isto é conseguido sem a necessidade de incisões cirúrgicas e suturas, que é uma prática comum na área médica. No início, o tratamento de locais intra-ósseos consistia na utilização do MINST, que exigia que as mini curetas e os dispositivos ultra-sónicos fossem inseridos na bolsa periodontal de forma precisa. A consistência dos tecidos moles do corpo que estavam associados ao defeito foi objeto de uma atenção especial, a fim de assegurar a sua existência contínua. O alisamento radicular, a curetagem gengival e o "alisamento" intencional das superfícies radiculares foram evitados tanto quanto possível nestas circunstâncias.[43]

O procedimento recentemente estabelecido exige a administração de um anestésico local contendo noradrenalina e a prevenção de injecções intrasulculares, a fim de minimizar a vasoconstrição no local. Utilizando lupas de ampliação, a abordagem subpapilar é utilizada com o objetivo de atenuar a lesão dos tecidos moles, em particular das papilas, de modo a obter os resultados desejados. Para uma limpeza completa das superfícies radiculares, são utilizados dispositivos piezoeléctricos equipados com pontas finas e delicadas não diamantadas especializadas. Estes dispositivos, que atingem a base da bolsa, são utilizados. [51]

O SISTEMA DE PERIOSCOPIA

Existe um consenso generalizado de que uma abordagem aberta ao desbridamento das superfícies radiculares é mais eficaz do que as técnicas fechadas.[52] É difícil utilizar procedimentos não cirúrgicos, uma vez que não existe uma visão direta do defeito, apesar de a ampliação e a iluminação adicional poderem ser úteis na visualização da parte superior da bolsa intra-óssea. O endoscópio periodontal permite a visualização de bolsas fechadas na região subgengival sem necessidade de intervenção cirúrgica. Além disso, o dispositivo reduz o potencial de instrumentação excessiva, bem como uma quantidade excessiva de infiltração de cimento.[53]

O operador é capaz de avaliar a natureza dos depósitos radiculares, bem como a quantidade da sua existência, direccionando o visor do endoscópio de fibra de vidro para bolsas ainda intactas e apresentando uma visualização das superfícies radiculares num monitor externo. Isto permite ao operador determinar a quantidade de depósitos radiculares existentes. Durante a realização de um desbridamento minimamente não cirúrgico da bolsa periodontal, o profissional é capaz de manter uma visão direta do local. Isto é algo que pode ser conseguido. O perioscópio é o único instrumento que permite a observação das superfícies radiculares, apesar da necessidade de exposição adicional durante a cirurgia. É crucial devido ao facto de ser normalmente necessário um acesso cirúrgico.[3] Apesar disso, não é amplamente utilizado devido aos custos que lhe estão associados e à degradação que resulta numa perda de qualidade de imagem provocada pela degradação. Este dispositivo seria reforçado por melhorias na qualidade da imagem e na visualização.[54]

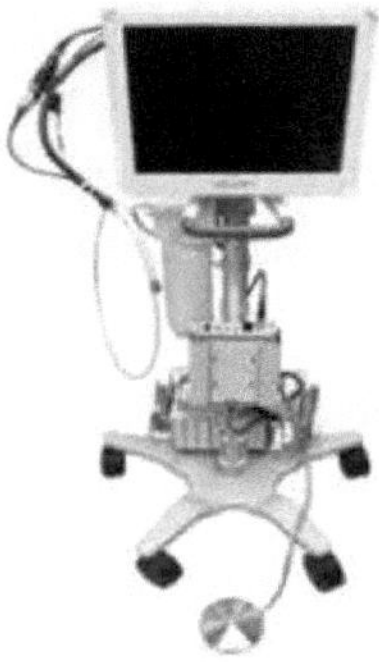

Indicações para a utilização da técnica endoscópica:

Os doentes que estão a receber tratamento para as seguintes doenças são elegíveis para endoscopia:

1) Tratamento inicial da periodontite;

2) Locais que não mostraram quaisquer sinais de melhoria após desbridamento não cirúrgico convencional;

3) Pacientes que necessitam de manutenção e têm profundidades de sondagem que estão cronicamente inflamadas ou que aumentam continuamente;

4) As profundidades de sondagem residuais em pacientes que estão a fazer manutenção e decidem não se submeter a uma terapia cirúrgica ou em situações em que a cirurgia não é recomendada devido a preocupações médicas ou estéticas;

5) Existe a possibilidade de patologia subgengival. As possíveis condições dentárias que podem estar presentes incluem cáries, fracturas radiculares, perfurações ou reabsorções. [55]

Existe um grande número de sistemas endoscópicos disponíveis que são adequados para aplicações em medicina dentária.

Dois destes sistemas que são apresentados neste artigo são o Sistema de Perioscopia e o Sistema de Perioscopia DV2, respetivamente. Estes sistemas têm sido utilizados para efetuar uma terapia periodontal não cirúrgica e procedimentos de diagnóstico minimamente invasivos.

São seis as características principais destes sistemas.

COMPONENTES:

Tabela 2.

1	2	3	4	5	6
Camera light source	Monitor	Endoscope fiber	Sheath	Explorer	Water delivery device

1. **O sistema de perioscopia:** utiliza um controlador para transmitir a partir da fibra do endoscópio para o monitor, passando a imagem e a iluminação. A utilização de uma câmara CCD/LED e o acoplamento de luz são os meios pelos quais isto é conseguido. Os controlos da janela, da luminosidade, do equilíbrio de brancos e da exposição no controlador foram optimizados para a endoscopia dentária utilizando os parâmetros adequados. A câmara, o LED e o botão de focagem estão todos contidos numa "peça de mão". (Fig.4)

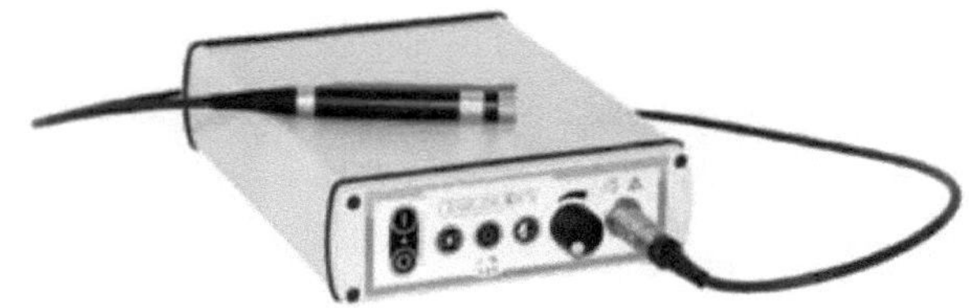

Fig. 4. Perioscopy System Camera/LED/Controller

2. **O Sistema de Perioscopia DV2** está equipado com um monitor de vídeo LCD a cores As imagens a cores precisas e em tempo real do local do procedimento são apresentadas num monitor de vídeo LCD, tal como observadas através do endoscópio ligado. Para apresentar imagens de vídeo em tempo real com uma resolução de alta definição que foi captada pelo endoscópio dentário, o sistema de perioscopia utiliza um monitor especialmente concebido para uso médico. A resolução representa uma melhoria substancial em relação ao sistema DV2 anterior, e a imagem é 25% maior. (Fig.5)

21

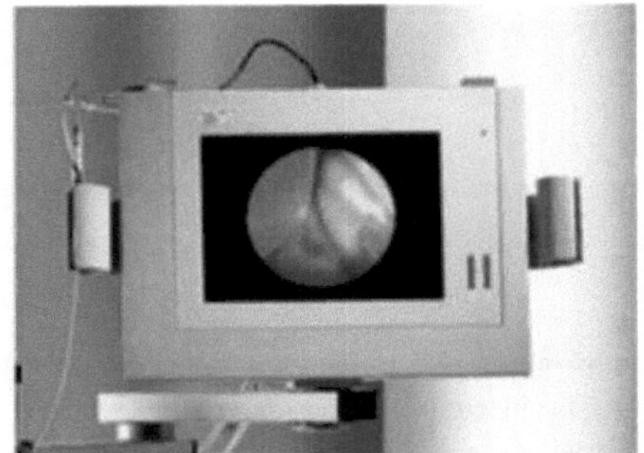

Fig. 5. The DV2 Master Control Unit

3. **O endoscópio dentário,** também conhecido como fibra, é um instrumento dentário que se destina a ser utilizado por indivíduos que pertencem à família dos endoscópios dentários. As capacidades de imagem e de iluminação são ambas possuídas pela fibra, que é constituída por uma haste extremamente fina e flexível. (Fig. 6) Durante o processo de inserção da fibra do endoscópio Quando é inserida através da bainha endoscópica dentária e, subsequentemente, dos exploradores endoscópicos alvo, é capaz de gerar imagens do local de diagnóstico e de tratamento que são excecionalmente ampliadas e detalhadas. Esta ampliação varia entre 24x e 48x, dependendo da distância entre a lente e o objeto. O diâmetro do endoscópio de fibra ótica é de um milímetro e o seu comprimento é de um metro. É reutilizável.

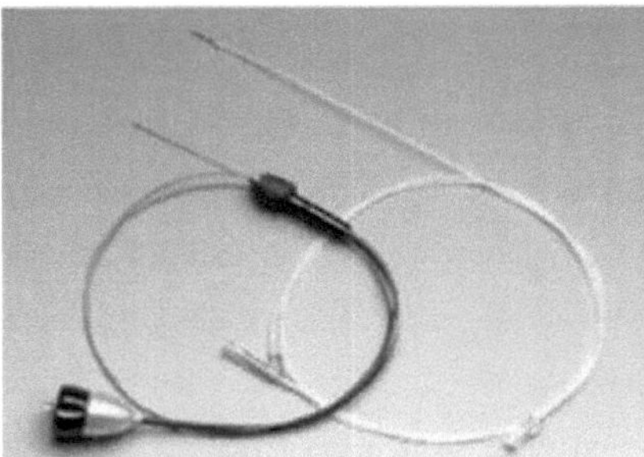

Fig. 6. The dental endoscope (fiber) and sheath

4. **A bainha** é um dispositivo endoscópico que só pode ser utilizado uma vez e foi concebido para ser eliminado após a sua utilização. Um tubo transparente

que envolve completamente a fibra endoscópica faz parte da construção do Bilumen, juntamente com um tubo azul que é responsável pela irrigação de água na área operacional. A utilização da bainha elimina a necessidade de esterilizar ou desinfetar a fibra entre casos, prolongando assim substancialmente a sua vida útil. Na construção Bilumen, existe um tubo que é completamente transparente e envolve completamente a fibra endoscópica. Adicionalmente, existe um tubo de cor azul que transporta a irrigação de água para a área operatória. (Fig.7)

Para além de um vedante de ponta de precisão, uma janela feita de safira, uma célula de janela, que é um tubo feito de aço inoxidável que contém uma lente de safira, e conectores Luer-Lock duplos para interacções de fibra e água, entre outras características. todas as bainhas estéreis estão equipadas com estas características. A incorporação destes componentes resulta na formação de um selo estanque concebido para garantir que a ponta de trabalho dentro do explorador endoscópico é alinhada com precisão. (Fig.8)

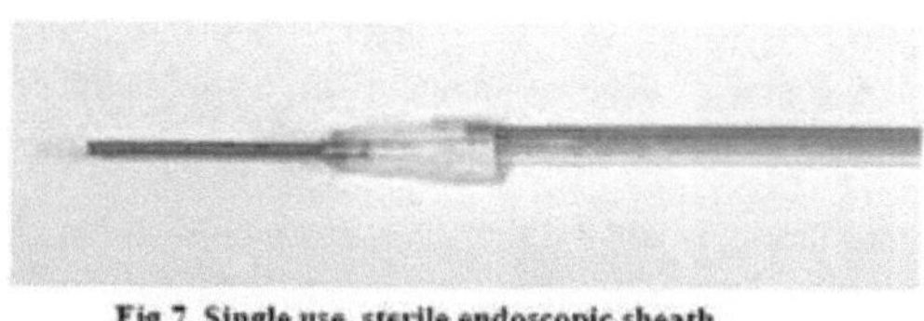
Fig 7. Single use, sterile endoscopic sheath

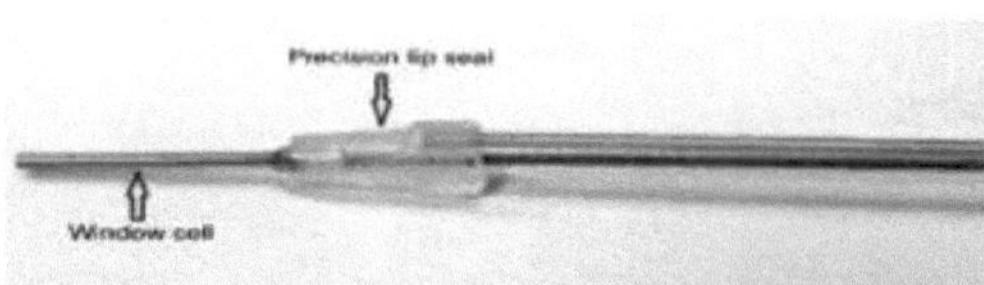

Fig 8. Endoscopic sheath highlighting the precision tip seal and window cell

5. Após a etapa inicial de inserção da fibra numa bainha esterilizada, a fibra é posteriormente colocada num explorador endoscópico. Esse complexo, conhecido como fibra-bainha-explorador, será inserido no sulco pelo médico antes da conclusão do procedimento. para efetuar a visibilidade subgengival. Trata-se de instrumentos dentários esterilizáveis, concebidos para utilização intra-oral e que contêm o complexo bainha/fibra. Os exploradores

endoscópicos dentários são utilizados para efetuar procedimentos endoscópicos. O explorador endoscópico está equipado com um escudo concebido para redirecionar a lente da câmara, separando-a do tecido sensível no interior da bolsa. Como consequência, forma-se uma área de acesso visual para a superfície da raiz, o que permite uma visualização mais fácil da superfície da raiz. (Fig.9,10)

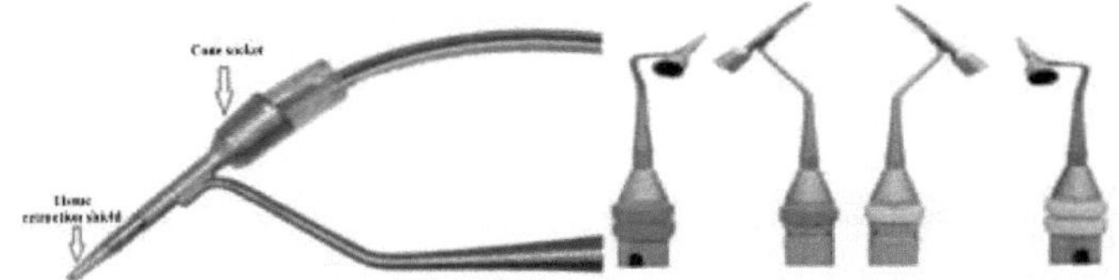

Fig. 9. Endoscopic explorer tissue retraction shield.   Fig. 10. Endodontic explorer device

6. O sistema endoscópico dentário é fixado ao carrinho por um **dispositivo de fornecimento de água** que está encerrado num **recipiente pressurizado** e funciona de forma independente. Este dispositivo não só assegura que a bolsa é continuamente lavada durante um tratamento endoscópico, como também garante que a lente se mantém livre de detritos, incluindo sangue ou tecido, o que permite a captação de uma imagem de vídeo de qualidade. (Fig.11) Através de uma válvula accionada por ar que está ligada a uma linha de ar normal no consultório, o pedal do reóstato é responsável pelo funcionamento do dispositivo de fornecimento de água.

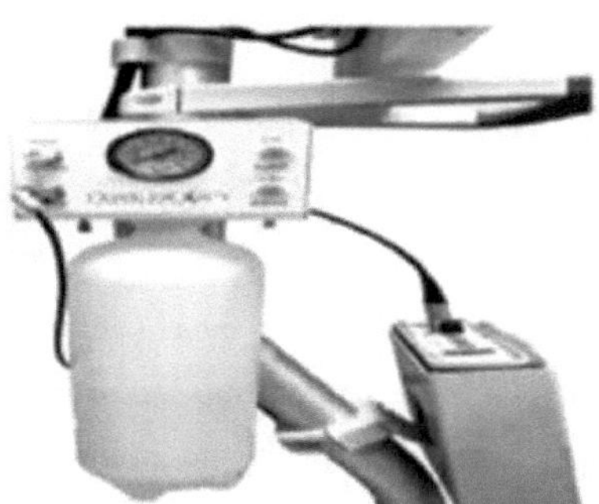

Fig. 11. Endoscopic water delivery

24

Se o endoscópio dentário for inserido subgengivalmente numa bolsa periodontal, ocorrerá o seguinte é comum observar uma substância que se solta e adere ao dente. Este é o caso da região subgengival. Esta substância é suscetível de ser facilmente rompida pelo escudo que, de alguma forma, está ligado ao explorador endoscópico. Durante o processo de raspagem da superfície subgengival das raízes, este revestimento é eliminado através da água de irrigação que é continuamente emitida pelo instrumento endoscópico durante o processo. Isto ocorre porque a película perde a sua capacidade de aderir à superfície radicular. [56]Presume-se que se trata de biofilme. (Fig.12)

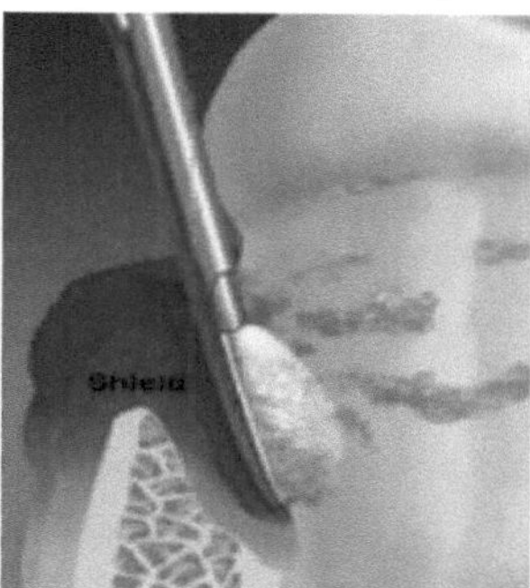

Fig. 12. The dental endoscopic explorer shield retracting tissue from the pocket wall to expose the root surface for viewing

O cálculo encontrado nas estruturas das raízes dentárias apresenta frequentemente uma coloração dourada, amarela ou branca como resultado da iluminação intensa da fibra ótica. Os depósitos de cálculo podem variar em tamanho, desde minúsculas manchas ou aglomerados separados até camadas substanciais e ininterruptas. Antes do desenvolvimento da endoscopia periodontal, o ambiente subgengival só podia ser visualizado e desbridado de uma forma mais abrangente através do uso de intervenção cirúrgica, especificamente desbridamento com retalho aberto. Foi demonstrado que a presença de depósitos de cálculo subgengival se mantém mesmo após a remoção dos procedimentos cirúrgicos convencionais. [57]

A capacidade de ver diretamente e remover o cálculo sem necessidade de cirurgia é uma vantagem notável da endoscopia periodontal.

Quando se trata de terapia periodontal, o principal objetivo é atenuar ou erradicar a inflamação. A remoção de acreções dentárias subgengivais tem sido tradicionalmente conseguida através da utilização de técnicas de terapia não cirúrgicas ou cirúrgicas.[58] Uma estratégia antimicrobiana sistemática que combata os microrganismos periodontais numa variedade de áreas ecologicamente sensíveis da cavidade oral pode ser necessária para a gestão de doenças periodontais destrutivas. Isto deve-se ao facto de as bactérias periodontais patogénicas estarem também presentes em locais subgengivais profundos. Para além de outros locais orais, povoam a placa supragengival que se encontra no dorso da língua. A destartarização e o desbridamento radicular, que podem ser realizados juntamente ou não com a cirurgia periodontal, são o principal método de controlo dos periodontopatógenos. Este método, em conjunto com a higiene dentária diária do paciente, é também um método eficaz. [58]

No entanto, a terapia periodontal não cirúrgica convencional, que é administrada num ambiente confinado e é uma combinação de instrumentos eléctricos e instrumentação manual, demonstrou ser tecnicamente desafiante e demorada, apesar do facto de ser utilizada. As superfícies tatilmente lisas que são obtidas através da instrumentação têm o potencial de enganar até os clínicos mais experientes, levando-os a acreditar que as superfícies radiculares estão livres de depósitos. De uma forma consistente, a avaliação endoscópica das superfícies radiculares que foram sujeitas a destartarização de uma forma confinada com uma variedade de instrumentos propulsores, especialmente a baixa potência, demonstra que a superfície radicular reteve o cálculo brunido. O tamanho deste cálculo varia desde grandes placas lisas e planas até várias pequenas "ilhas" também planas. [59]

Na maioria dos casos, este tipo particular de depósito residual pode ser descoberto: as furcações, as depressões em desenvolvimento, os ângulos de linha e a área perto da junção cemento-esmalte são todos locais onde este pode ser encontrado. A profundidade de sondagem foi significativamente correlacionada com a proporção de cálculo residual, de acordo com os resultados de uma investigação sobre a eficiência do aplainamento radicular subgengival tradicional e a destartarização é proporcional à profundidade da bolsa e ao tipo de dentes que estão a ser tratados. Os locais mais simples para a raspagem e alisamento radicular consistiam em profundidades de sonda inferiores a três milímetros. Com o objetivo de remover totalmente o cálculo e o biofilme, as profundidades de sondagem utilizadas de três a cinco milímetros foram mais difíceis de realizar, e as profundidades de sondagem superiores a cinco milímetros foram as mais difíceis. O tipo de dente não teve qualquer impacto nos resultados.[60]

Cem por cento das bolsas e furcações que sangram à sondagem apresentavam resíduos de cálculo brunido, tal como constatado pelo exame endoscópico. Além disso, a presença do mais pequeno grão de cálculo (com um diâmetro igual ou inferior a 0,5 milímetros) na superfície do dente corresponde à existência de um pequeno compartimento situado no interior do revestimento da bolsa que está inflamado, sangrando e ulcerado. Este local está situado diretamente em frente ao cálculo. A destartarização fechada e o alisamento radicular, por outro lado, podem produzir resultados clínicos imediatos favoráveis, como a redução da inflamação da gengiva e a diminuição da profundidade de sondagem. Isto deve-se ao facto de não ser necessária endoscopia para estas intervenções. As profundidades de sondagem em regiões mais profundas, por outro lado, demonstram frequentemente uma recuperação gradual. Uma revisão da investigação que analisou a eficácia de vários tratamentos de desbridamento subgengival levou à descoberta de que a placa residual estava presente nas gengivas ou o cálculo estava presente em 5 a 80 por cento das raízes que foram tratadas. Quanto maior for a profundidade das bolsas e o envolvimento da furca, maior será a probabilidade de serem deixados depósitos.[61] Os cálculos residuais podem cobrir o tratamento até trinta por cento em relação à área total da superfície das raízes após a destartarização subgengival. A bolsa pode ser reinfectada devido a estes depósitos.

A destartarização cega tradicional juntamente com o alisamento radicular pode contribuir para uma elevação da sensibilidade dentária, o cimento e a dentina foram removidos sem justificação, e não foi crucial o desconforto para o paciente. Isto é especialmente verdadeiro se o tratamento for efectuado por profissionais incompetentes. [62]

Por outro lado, os resultados de um estudo piloto que avaliou os impactos da destartarização subgengival endoscópica juntamente com o alisamento radicular revelaram que existiam apenas algumas potenciais consequências negativas. Para além disso, a investigação descobriu que, após uma única sessão de desbridamento periodontal endoscópico, houve uma remoção completa das indicações histológicas de inflamação a longo prazo na marca dos seis meses. Foi desenvolvido um longo epitélio juncional nas superfícies radiculares que tinham sido afectadas por doenças no passado, e o estudo documentou tanto o procedimento que envolveu a regeneração óssea como o desenvolvimento deste epitélio.

A instrumentação no desbridamento não cirúrgico é influenciada pelos seguintes factores:

Table 3.

Deposit/ calculus	Instrument access	Root morphology considerations	Anatomical considerations/other
Quantity	Narrow, deep pockets	Bifurcated and trifurcated teeth	Limited oral cavity
Tenacity	roots that are curved	Concavities	Muscular tongue
Location	Close root proximity Over contoured restorations	Line angles Depressions	Tight cheeks & lips Gaggers

INSTRUMENTOS

A cureta: A cureta é o instrumento de eleição para a remoção do tecido mole que delimita a bolsa periodontal, para o aplainamento radicular do cemento alterado, bem como para o cálculo subgengival. As curetas também são utilizadas para o aplainamento radicular. Em ambos os lados das lâminas que estão ligadas a cada uma das extremidades de trabalho, existe um gume de corte, e as próprias lâminas apresentam uma ponta pontiaguda. As curetas são mais delicadas do que as foices devido à ausência de pontas ou cantos pontiagudos, com algumas das arestas de corte numa lâmina. Além disso, as curetas não contêm quaisquer cantos ou pontas afiadas.

Curetas com mini-lâminas: Dentro da categoria das curetas, incluem-se as curetas com mini-gumas lâminas, particularmente as fabricadas pela Hu-Friedy. As curetas After Five são a fonte de onde são retiradas as curetas Mini Five, com algumas modificações efectuadas na receita original. O comprimento das lâminas das curetas Mini Five é reduzido em cinquenta por cento em comparação com as lâminas da forma Gracey convencional ou da After Five. (Fig.13)

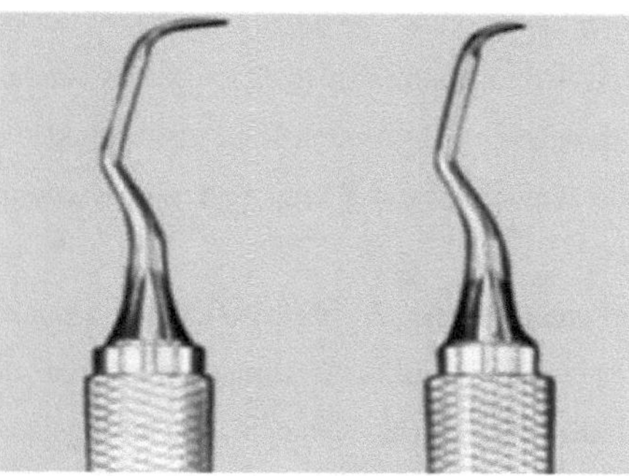

Fig. 13. Comparison of after five
curette and Mini Five curette

O comprimento reduzido da lâmina facilita a inserção juntamente com o ajuste do instrumento em bolsas pequenas e profundas, tais como bolsas faciais, linguais ou palatinas, furcações, sulcos em desenvolvimento, ângulos de linha. As curetas Mini Five são adequadas para situações em que as lâminas Gracey ou After Five normais não podem ser totalmente inseridas devido à forma da raiz ou à presença de tecido denso. Ao utilizar estas curetas com movimentos verticais, a distensão dos tecidos pode ser reduzida e não ocorre qualquer trauma nos tecidos. (Fig.14)

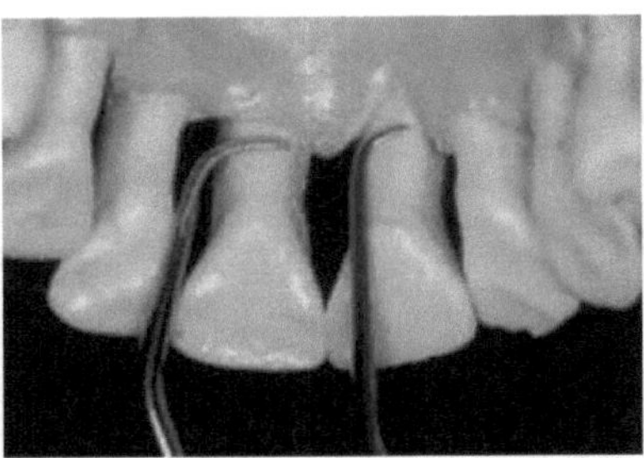

Fig. 14. Comparison of standard rigid Gracey #5-6 with rigid mini Five #5-6 on the palatal surfaces of maxillary central incisors

A utilização de curetas Gracey com um curso horizontal descendente foi o principal método utilizado no passado com o objetivo de abordar áreas difíceis com acessibilidade limitada. A instrumentação da raiz foi revolucionada com a introdução das curetas Mini Five e de outros instrumentos de lâmina curta. Estes instrumentos tornaram possível aceder a regiões que anteriormente eram difíceis ou inacessíveis através de instrumentos tradicionais. As curetas com a forma de Mini Five estão disponíveis em duas variações distintas: modelos de acabamento e rígidos. Recomenda-se que as curetas Mini Five rígidas sejam utilizadas para a remoção de cálculos.

Micro mini cinco curetas: A conclusão envolve a utilização de uma haste que possui uma maior flexibilidade. As curetas Mini Five são adequadas para efetuar uma destartarização delicada, bem como tratamentos de deplaquetação em pacientes com bolsas restritas que necessitam de manutenção periodontal. As curetas Mini Five podem ser obtidas em todos os números Gracey convencionais, com exceção do número 9-10, à semelhança da série After Five.

As recém-lançadas curetas Micro Mini Five Gracey (fabricadas pela HuFriedy) apresentam lâminas 20% mais estreitas e compactas em comparação com as curetas Mini Five (como se mostra nas Figuras 15 e 16). Estas curetas são as mais pequenas em tamanho e foram especialmente concebidas para proporcionar uma entrada e conformidade excepcionais em regiões pequenas, profundas ou delgadas que incluem bolsas, furcações, depressões e ângulos de linha, bem como outros locais substanciais para as superfícies facial, lingual ou palatina. Em geral, as curetas Micro Mini Five são adequadas para utilização em áreas onde a estrutura da raiz ou a presença de tecido espesso e delicado obstrui a implantação de curetas convencionais com lâminas pequenas. Estas curetas podem ser utilizadas com movimentos verticais sem causar alongamento significativo ou danos no tecido circundante.

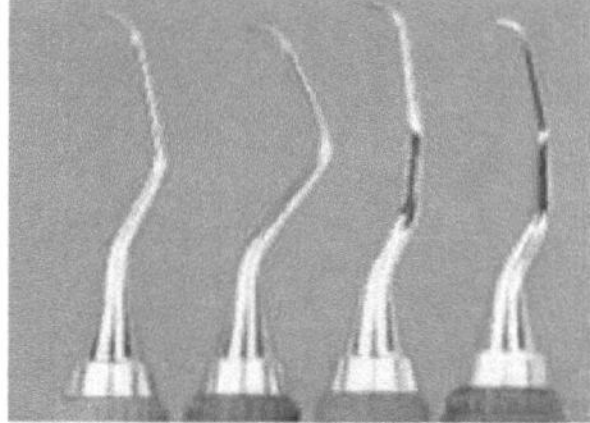

Fig. 15. Micro Mini Five Gracey curettes designs Left to right, #1-2, #7-8, #11-12, #13-14

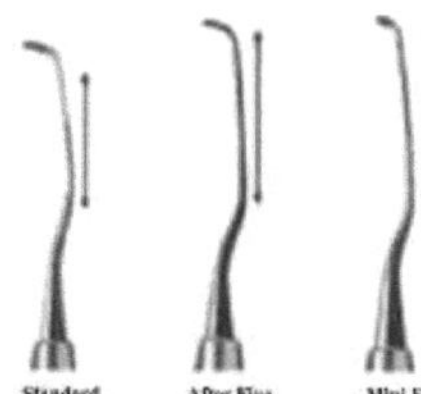
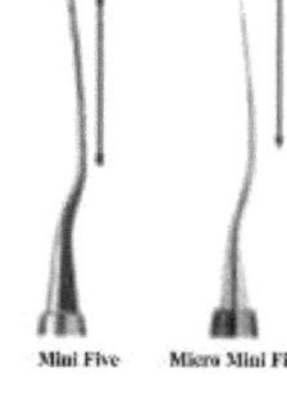

Fig. 16. Comparison of curettec

O raspador de Morse, um pequeno instrumento em forma de foice, foi o único instrumento com mini-batalha acessível durante um longo período de tempo. No entanto, as curetas com mini-gumas lâminas suplantaram predominantemente este instrumento Fig. 17.

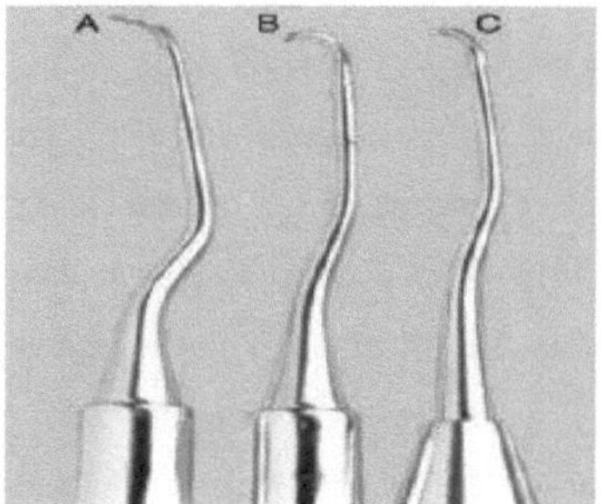

Fig 17. Comparison of three different Mini bladed instruments designed for use on the maxillary and mandibular anterior teeth

As curetas de manutenção periodontal são um tipo específico de curetas Gracey utilizadas para efeitos de manutenção periodontal. Em novembro de 2015, as curetas Gracey foram apresentadas ao mercado, o que as torna a inovação mais recente. (Fig. 18) Os pacientes que apresentam tecido apertado, recessão e profundidade de bolsa residual são o público-alvo destes instrumentos, que foram concebidos para serem utilizados após a terapia periodontal inicial ou a cirurgia periodontal. Os doentes de manutenção que têm um tecido apertado mais saudável e não apresentam perda de inserção ou recessão são outro grupo de doentes que podem beneficiar da utilização destas técnicas. Os pacientes necessitam de uma lâmina pequena e fina em ambos os cenários, para que a inserção subgengival possa ser efectuada mais facilmente.

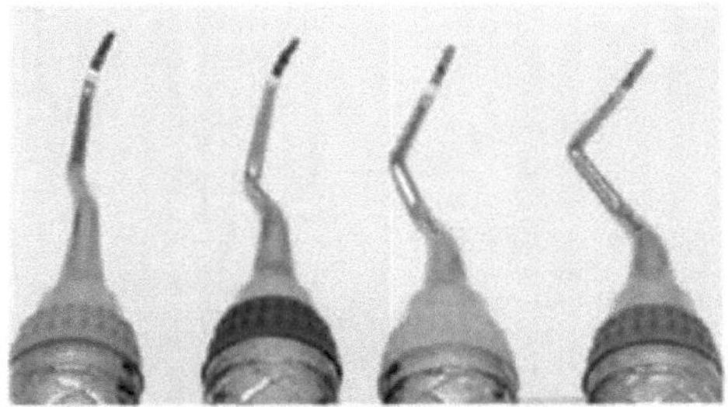

Fig. 18. Periodontal Maintenance Curettes

Este modelo Gracey mais recente é aproximadamente um milímetro mais curto e vinte por cento mais fino do que todos os outros modelos Gracey, que são angulados a setenta graus. Além disso, a superfície da lâmina está inclinada num ângulo de sessenta graus em relação à haste terminal.

Três curetas (Langer e Mini-Langer) têm a lâmina universal que foi afiada num ângulo de 90 graus, combinada com a construção da haste para as curetas Gracey #5-6, #11-12, #13-14 convencionais. Isto contrasta com a lâmina deslocada da cureta Gracey. Sem renunciar a nenhuma das vantagens, é possível combinar as vantagens da haste específica da área em conjunto com a adaptabilidade da lâmina da cureta universal, fundindo os designs das curetas Gracey e universal.

Por outro lado, a cureta Langer #1-2 (haste Gracey #11-12) destina-se a acomodar as superfícies mesial e distal dos molares posteriores da mandíbula, em contraste com a cureta Langer #5-6, que se destina a acomodar tanto a mesial como a distal dos dentes anteriores. Os dentes anteriores da boca são acomodados através de ambas as curetas, que se destinam a aceitar esses dentes.

A cureta de Langer #3-4, que tem uma haste de Gracey #13-14, foi criada de modo a aceitar as superfícies mesial e distal que cobrem os molares posteriores do maxilar (Fig. 19). Isto foi feito para acomodar os dentes posteriores da maxila. Também é possível adaptar estes instrumentos para que possam aceitar tanto a superfície mesial como a distal do dente sem necessidade de substituir os instrumentos. Esta modificação pode ser efectuada antes de os instrumentos serem substituídos.

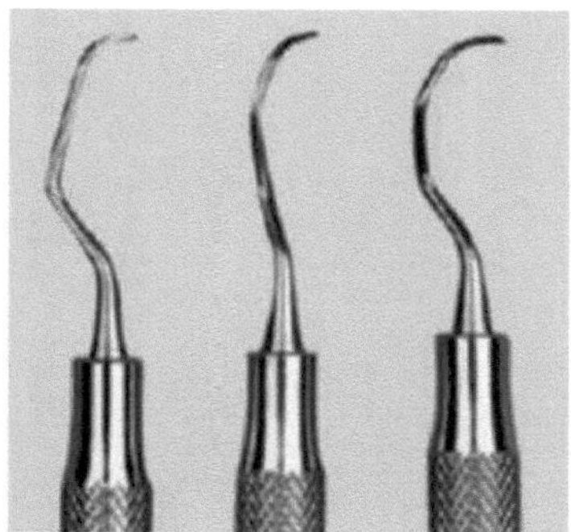

Fig. 19. Langer curettes combine Gracey type shanks with universal Curette blades

Instrumentos de titânio e de plástico para utilização em procedimentos de implantes

Atualmente, muitas empresas dedicam-se à produção de dispositivos de plástico e titânio que se destinam a ser utilizados com titânio, juntamente com uma variedade de materiais de suporte de implantes adicionais. Antes da remoção dos implantes, é imperativo utilizar dispositivos feitos de plástico ou titânio para evitar cicatrizes e danos permanentes nos implantes. É crucial utilizar instrumentos de plástico ou titânio. (Fig. 20,21)[63,64] Os instrumentos de implante de titânio com mini-lâminas, que anteriormente não estavam disponíveis, fornecem o design de implantação da cureta Gracey, para além do design universal já disponível. (Fig. 22) Estas curetas de titânio com mini-lâminas mais actuais são mais simples de colocar por baixo de tecidos tensos e podem adaptar-

33

se facilmente a restaurações de implantes ao lado de implantes. Isto contrasta com a maioria das lâminas tradicionais dos instrumentos para implantes de titânio, que são enormes em tamanho. Isto apesar do facto de a maioria das lâminas de instrumentos para implantes de titânio serem grandes. A remoção de biofilme e de cálculos ligeiros pode ser efectuada com a utilização destes instrumentos para a manutenção de implantes, através de movimentos ligeiros e de uma pressão suave. Para evitar riscar ou tornar ásperas as superfícies dos implantes, é importante evitar utilizar movimentos com uma pressão moderada ou forte. A remoção de cálculos pesados ou cimento não é a utilização prevista destes instrumentos.

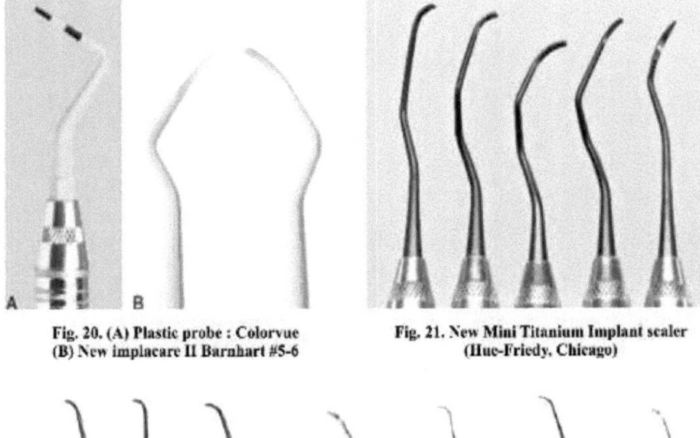

Fig. 20. (A) Plastic probe : Colorvue
(B) New implacare II Barnhart #5-6

Fig. 21. New Mini Titanium Implant scaler
(Hue-Friedy, Chicago)

Fig 22. (A) Micro Mini titanium implant curettes (Paradise Dental Technologies, Missoula, MT). Left to right, Gracey #1-2 Micro Mini, Gracey #11-12 Micro Mini, Gracey #13-14 Micro Mini.

(B) Mini-bladed titanium implant curettes (LM Instruments, Parainen, Finland): Mini universal curette, Mini Gracey #1-2, Mini Gracey #13-14, Mini Gracey #11-12.

CICATRIZAÇÃO DE FERIDAS EM TERAPIA NÃO CIRÚRGICA MINIMAMENTE INVASIVA

Após a conclusão do tratamento não cirúrgico convencional, sabemos que ocorre uma fase de cicatrização precoce. Esta fase inclui simultaneamente as fases hemostática e inflamatória. A fase hemostática é de particular importância, durante a qual se forma um coágulo sanguíneo imediatamente após o tratamento da lesão tecidular. O coágulo tem duas funções principais: matriz provisória para a migração celular e proteção temporária dos tecidos desnudados.[65] De seguida, inicia-se uma fase de cicatrização retardada, que inclui uma fase inflamatória persistente, bem como fases de granulação e remodelação.[65,66]

Passadas apenas algumas horas após o dano, o coágulo é preenchido por células inflamatórias, principalmente neutrófilos e monócitos, que são as primeiras células a povoar o coágulo durante a fase inicial da fase inflamatória. A fagocitose é o processo pelo qual são produzidas enzimas capazes de proteólise, espécies reactivas de oxigénio e péptidos antimicrobianos. No caso de o tecido conjuntivo estar exposto, contribuem para a erradicação das bactérias que ainda estão presentes no local, reduzindo assim a probabilidade de a ferida voltar a infetar. A migração de macrófagos para a região ocorre nos três dias seguintes ao tratamento, na fase tardia da fase inflamatória durante o tratamento. Quando a fase inflamatória está presente, isto acontece.

Além disso, os macrófagos são capazes de fagocitar moléculas da matriz, para além de eritrócitos e leucócitos, que sofreram apoptose e foram destruídos. As bactérias também estão incluídas neste grupo. Além disso, segregam mediadores solúveis, que incluem citocinas pró-inflamatórias e factores de crescimento dos tecidos (por exemplo, fator de crescimento transformador beta), que recrutam fibroblastos, células endoteliais e outras células inflamatórias. Além disso, libertam mediadores que são solúveis. O facto de o fenótipo dos macrófagos sofrer uma alteração, passando do fenótipo pró-inflamatório M1 para o fenótipo anti-inflamatório reparador M2, é um acontecimento extremamente importante que deve ser tido em conta. Os factores de crescimento, bem como a interleucina-10, são exemplos de citocinas que são libertadas, conhecidas por reduzirem a inflamação, e que são desencadeadas como resultado desta transição. [67]

A transição para a fase de granulação é facilitada por este facto. O período de tempo conhecido como granulação, com a formação de tecido novo, é a caraterística distintiva desta fase, que começa normalmente no quarto dia após a administração do tratamento. As células endoteliais são responsáveis pelo processo de angiogénese, enquanto os fibroblastos são as células que produzem a matriz extracelular que constitui o tecido conjuntivo. O tecido de granulação consiste num tecido fortemente vascularizado composto pela matriz extracelular e por fibroblastos, que inclui fibras de colagénio e proteoglicanos recém-gerados, que toma conta do local da ferida após sete dias do início da cicatrização das feridas. Tecido conhecido como tecido de granulação que é constituído por fibroblastos. Os miofibroblastos são as células responsáveis pelo aparecimento da actina do músculo alfa-liso, bem como pela geração de forças contrácteis poderosas que levam à contração das feridas. Nem todos os fibroblastos passam por esta transformação,[68] mas alguns deles passam. O tecido de granulação sofrerá maturação e remodelação, o que acabará por resultar na regeneração ou restauração de tecidos que sofreram destruição.

O tipo de cicatrização que ocorre é determinado por uma indicação da presença ou não de sinais que atraem e promovem o comportamento dos tipos de células necessários, bem como da disponibilidade de componentes celulares essenciais, respetivamente. A reparação das membranas periodontais é o resultado final de um tratamento que não envolve procedimentos cirúrgicos.[69] A utilização de um endoscópio para efetuar o alisamento radicular resultou, em geral, numa diminuição da inflamação crónica, no desenvolvimento da formação de um epitélio juncional longo, juntamente com o tecido conjuntivo gengival, no cenário da cicatrização periodontal, segundo Wilson et al. (2008)[70] , que observaram este fenómeno numa perspetiva histológica. Para além disso, observaram evidências de reparação óssea e formação de novo osso. A retração e recessão dos tecidos são os resultados da resolução da inflamação no contexto clínico. Além disso, existem vários factores que contribuem para a redução da profundidade de sondagem. Estes factores incluem a criação de uma pequena quantidade de enchimento ósseo, que pode ocorrer em torno da base da fenda aderente aos defeitos intra-ósseos, a contração do seu manguito gengival enquanto as fibras de colagénio gengival se regeneram e o epitélio juncional longo. Quando comparada com o tratamento não cirúrgico convencional, a terapia não cirúrgica minimamente invasiva distingue-se pelo facto de ter como objetivo promover a cicatrização de uma forma mais reconstrutiva. É possível estabelecer paralelismos entre os princípios de racionalidade clínica e de cicatrização associados e os dos MISTs[71] embora não cirúrgicos. O objetivo principal é proporcionar uma melhor estabilidade da ferida, reduzindo simultaneamente a quantidade de trauma cirúrgico. O desenvolvimento de um coágulo sanguíneo e a sua capacidade de permanecer estável são ambos componentes essenciais no processo de promoção de uma resposta regenerativa e da experiência de cicatrização. Tanto Haney et al. 1993[72] como Wikesjo et al. 1991[73] demonstraram que a regeneração dos tecidos periodontais exigia duas condições: em primeiro lugar, a presença de espaço suficiente para a formação do agente de coagulação e, em seguida, a constância da coagulação sanguínea que mantinha a continuidade ao longo da superfície da raiz, impedindo assim o aparecimento de um epitélio juncional longo para a regeneração dos tecidos periodontais. Ambas as condições são vitais para o rejuvenescimento dos tecidos periodontais.

ESTUDOS RELACIONADOS COM A CIRURGIA MINIMAMENTE INVASIVA NÃO CIRÚRGICA

Quadro 4.

Autores	Conceção do estudo	Tempo	Tratamento	Grupo de doentes	Resultados
Ribeiro FV et al (2011,2013)	Ensaio clínico aleatório e controlado Conceção paralela	3 e 6 meses, 12 meses	Defeito intraósseo, MINST & MIST	Foram seleccionados 29 pacientes, 14 para MIST e 15 para MINST	Estatisticament e significativo Profundidade periodontal redução em ambos os grupos
Nibali L et al (2015)	Retrospetiv a estudo	12 meses	Defeito intraósseo, MINST	23 não fumadores em 35 defeitos consecutivos	Uma diminuição estatisticament e significativa na profundidade média do defeito vertical intraósseo radiográfico, CAL e PPD
Nibali L et al (2018)	Estudo prospetivo	5 anos	Defeito intraósseo, MINST e SPT	14 pacientes ,21 Defeitos intra-ósseos	As melhorias clínicas e radiográficas que ocorrem após o MINST ao fim de um ano mantêm-se consistentes durante um período de cinco anos.
Ghezzi et al (2018)[74]	Ensaio clínico aleatório e controlado	6 meses	Defeito intraósseo, CUSA	11 pacientes,14 defeitos	Melhoria dos parâmetros clínicos e fecho de bolsas em 86% dos defeitos
Iorio-siciliano et al (2021)[75]	Ensaio aleatório controlado Conceção paralela	6 meses	MINST+NaOC l MINST	19 doentes (594 locais) MINST,18 doentes (763 locais) MINST+NaOC l	Redução estatisticament e significativa em MINST+NaOC l para redução de PPD e ganho de CAL

INVESTIGAÇÃO SOBRE A UTILIZAÇÃO DE LASERS NA TERAPIA PERIODONTAL NÃO CIRÚRGICA

Author	Laser used	Number of subjects/ sites	Length of study	Summary of authors' conclusion
Schwarz et al[76]	Er:YAG	20/660	6 months	Er:YAG monotherapy compared with scaling & root planing alone may be a suitable alternative for nonsurgical periodontal treatment.
Miyazaki et al[77]	Nd:YAG	18/28	12 weeks	Scaling & root planing +laser showed significant improvements in clinical parameters & subgingival microflora compared with baseline.
Kreisler et al[78]	809 nm diode	22/492	3 months	De-epithelialization of periodontal pockets can lead to enhanced attachment & the laser can be recommended as a safe adjunct to scaling & root planing.
Kamma et al[79]	980 nm diode	30/120	6 months	Scaling & root planing + laser showed a superior effect over scaling & root planing only or laser only in reducing probing depth & increasing attachment.
Lopes et al[80]	Er:YAG	21/84	1year	Scaling & root planing + laser provided additional reduction of microorganisms
Kelbausk iene et al[81]	Er.Cr:Y SGG	30/278	1year	Scaling & root planing + laser appeared to be more advantageous for nonsurgical therapy.
Eltas & Orbak[82]	Nd:YAG	52/208	6 months	Scaling & root planing + laser produced significant probing depth reduction in nonsmokers; laser application may be helpful in periodontal treatment of smokers.
Saglam et al[83]	940 nm diode	30/90	6 months	Scaling & root planing + adjunctive laser treatment offered significant improvements in clinical parameters compared with scaling & root planing alone.

AVANÇO DAS TÉCNICAS CIRÚRGICAS PERIODONTAIS MINIMAMENTE INVASIVAS

De uma forma ou de outra, o desbridamento abrangente das superfícies radiculares é o foco principal em todos os tratamentos prescritos para a doença periodontal. É necessário remover o cálculo, o biofilme e a placa bacteriana provenientes das superfícies exteriores das raízes para que o tratamento periodontal seja bem sucedido, tal como foi acordado pela grande maioria dos profissionais de medicina dentária. Isto é verdade independentemente do facto de o tratamento se destinar a melhorar o processo da doença ou a regenerar o tecido periodontal que foi perdido. Todos os procedimentos cirúrgicos periodontais são concebidos com este objetivo em mente e destinam-se a proporcionar ao cirurgião um melhor acesso e visualização, a fim de desbridar a lesão periodontal e as superfícies radiculares.

Os métodos cirúrgicos ósseos periodontais foram inicialmente descritos por Schluger, que foi o pioneiro neste domínio. [84] As semelhanças entre a operação inicial descrita por Widman e a cirurgia óssea que foi efectuada são muitas. No entanto, para facilitar a eliminação de anomalias ósseas pré-existentes, o redesenho de um osso alveolar foi uma das modificações efectuadas na reconstrução cirúrgica do osso. Isto foi feito para acomodar a terapia. Devido ao facto de ter detalhado, Ramfjord referiu-se ao procedimento de Widman modificado.[85] Para além de incorporar numerosos componentes semelhantes ao tratamento de Widman realizado no passado, este procedimento apresentava igualmente um desenho de retalho que era substancialmente mais conservador e não envolvia a excisão cirúrgica total de anomalias ósseas no corpo do doente.

A cirurgia que tinha como objetivo regenerar o tecido de suporte periodontal foi o impulso para uma mudança nas abordagens cirúrgicas periodontais para a cirurgia periodontal minimamente invasiva. Esta transição foi iniciada com a introdução da cirurgia. Hyatt e Schallhorn são geralmente reconhecidos como os primeiros a introduzir procedimentos de enxerto ósseo com o objetivo de promover a regeneração periodontal.[86] Havia uma semelhança notável entre os procedimentos que envolviam cirurgia que foram implementados nessa altura para cirurgias de erradicação de bolsas e as abordagens cirúrgicas iniciais para a regeneração periodontal. Este foi o caso desde o início. No decurso do desenvolvimento dos procedimentos cirúrgicos regenerativos, o tamanho do acesso para a cirurgia foi diminuindo gradualmente, ficando mais confinado com o passar do tempo. A fim de facilitar um acesso mais preciso a uma região específica de perda óssea, foram frequentemente implementadas incisões de libertação vertical. No entanto, a maioria dos procedimentos periodontais regenerativos continua a envolver retalhos localizados relativamente grandes.

Um dos primeiros relatos de uma técnica de retalho pequeno foi referido como um "mini-flap", no qual a palavra "mini-flap" foi cunhada. [87] De acordo com a definição, o alisamento radicular foi simplificado com a utilização de um pequeno retalho, que acabou por ser uma réplica exacta da papila normalmente utilizada. A papila gengival foi espelhada por meio de iluminação de fibra ótica, e o aplainamento radicular foi realizado como resultado dessa reflexão. Apenas foi possível realinhar as papilas através da aplicação de pressão com gaze embebida em soro fisiológico. Não foram efectuados procedimentos cirúrgicos. A abordagem com mini-flap foi pensada como um aprimoramento do alisamento radicular e um meio de remover completamente o epitélio do sulco dos dentes. Os autores não especificaram que o objetivo principal do processo era a regeneração do tecido de suporte periodontal como um dos seus objectivos. Os dados recolhidos 24 meses após a operação revelaram que houve uma recessão gengival de 0,8 milímetros e uma melhoria de cerca de 1,8 milímetros que corresponde ao nível de inserção previsto. Quando comparados com os resultados de um aplainamento radicular fechado típico, realizado sem a utilização de mini-flaps, isto sugere uma melhoria moderada na condição dos dentes.

Foi no ano de 1995 que o primeiro tratamento de cirurgia periodontal minimamente invasiva foi efetivamente descrito. A utilização de um equipamento cirúrgico que permitisse o tratamento de anomalias periodontais através de incisões de acesso de dimensões extremamente reduzidas foi essencial para o sucesso desta cirurgia. Ao longo dos últimos anos, esta abordagem minimamente invasiva sofreu um desenvolvimento adicional como terapia cirúrgica para a regeneração periodontal. Para realizar o tratamento, foram utilizados transplantes ósseos e muitos outros materiais de regeneração. Uma técnica cirúrgica conhecida como cirurgia minimamente invasiva (MIS), que também é uma expressão utilizada para caraterizar o processo cirúrgico periodontal, é utilizada para garantir que a regeneração periodontal é efectuada com sucesso.[88]

O aparecimento de técnicas cirúrgicas minimamente invasivas foi a consequência de uma mudança que ocorreu ao longo do curso do tratamento periodontal operatório. Esta evolução resultou no desenvolvimento destas técnicas, que utilizam pequenas incisões para reparar e regenerar os danos causados pela doença periodontal.

TÉCNICAS CIRÚRGICAS MINIMAMENTE INVASIVAS (MIST) E MODIFIED-MIST NA REGENERAÇÃO PERIODONTAL

Para melhorar os resultados clínicos, foram implementadas tecnologias regenerativas periodontais, simultaneamente no período próximo e prolongado, para dentes periodontalmente danificados que têm bolsas grandes e um suporte periodontal enfraquecido. Os doentes que participam em programas de cuidados periodontais de apoio têm maior probabilidade de perder dentes, uma vez que a existência de bolsas profundas após a administração de um tratamento periodontal agressivo é uma indicação contínua da existência de bolsas profundas.[89] No que diz respeito aos desafios clínicos, as bolsas profundas em dentes relacionados com anomalias intra-ósseas profundas constituem um problema significativo. Para conseguir a redução da profundidade da bolsa em torno de um dente, prevenir ou minimizar a recessão do tecido gengival e promover o crescimento da inserção periodontal e do osso num dente que tenha sido severamente danificado, a regeneração periodontal é o método utilizado. Foi estabelecido que a regeneração periodontal é um método eficaz para tratar anomalias intra-ósseas que têm uma, duas ou três paredes, ou combinações destas configurações de paredes. Essas falhas variam de extremamente profundas a extremamente rasas, bem como de proporções extremamente largas a extremamente estreitas. [90-93] Como consequência, a utilização de métodos de regeneração, que podem incluir tratamentos minimamente invasivos, é adequada para o tratamento de lesões intra-ósseas profundas e superficiais.

Os investigadores clínicos têm sido encorajados a desenvolver métodos menos invasivos, como resultado da crescente procura de uma cirurgia mais orientada para o doente e mais amigável nos últimos dez anos.

No domínio da cirurgia de regeneração periodontal, o conceito técnico inicial foi apresentado pelo MIS. [11,13]Para o tratamento de lesões intra-ósseas isoladas e múltiplas, os autores sugeriram a utilização de malha de vicryl bio-reabsorvível para cobrir o MIS juntamente com material de enxerto ósseo. Isto foi feito para obter resultados óptimos. Com esta abordagem, é feita uma incisão inicial intrasulcular perto das imperfeições e dos dentes. De seguida, é feita uma incisão ao longo do dente, muitas vezes em relação à parte linguística, para fazer parte das iniciais dentro do sulco. Isto deve ser feito para completar o processo. As aberturas bucal e lingual são diminutas em tamanho, meticulosamente reflectidas depois de a papila ter sido nitidamente separada do osso que se encontra por baixo dela. Em primeiro lugar, a raiz é desbridada e, em seguida, o tecido conjuntivo que está contido Uma lâmina é utilizada para dissecar o defeito ósseo. Em seguida, são utilizadas curetas e dispositivos ultra-sónicos para remover o tecido conjuntivo. Os autores sugeriram a utilização de brocas de acabamento para finalizar o processo de alisamento radicular nas raízes. Além disso, recomenda-se que o processo envolva o tratamento da raiz com ácido cítrico e, em seguida, a aplicação de aloenxerto ósseo liofilizado descalcificado (DFDBA) combinado com ácido clorídrico de tetraciclina para preencher ou exceder ligeiramente a área danificada. O enchimento excessivo não deve exceder o espaço criado pela dissecção do tecido conjuntivo por baixo da papila. Para melhorar a aderência do enxerto, a malha de vicryl não suturada será colocada na posição correcta. Suturas verticalmente paralelas ao colchão são utilizadas para suturar o retalho, de modo a estabelecer o fecho primário.

Cortellini e Tonetti foram os pioneiros de um procedimento cirúrgico minimamente invasivo denominado MIST, de acordo com a sua proposta com esta trajetória em[71] isolados e múltiplos[94] defeitos intra-ósseos, e um M-MIST[19] relativo a defeitos isolados intra-ósseos. A estrutura MIST integra numerosos conceitos MIS, mas também introduz algumas modificações. O acesso é obtido à papila interdentária que está ligada ao defeito na abordagem MIST, utilizando o "retalho de preservação da papila simplificado" (SPPF)[20] dentro de espaços interdentários apertados ou a "técnica de preservação da papila modificada" (MPPT)[18,22] em espaços com uma grande área interdentária.

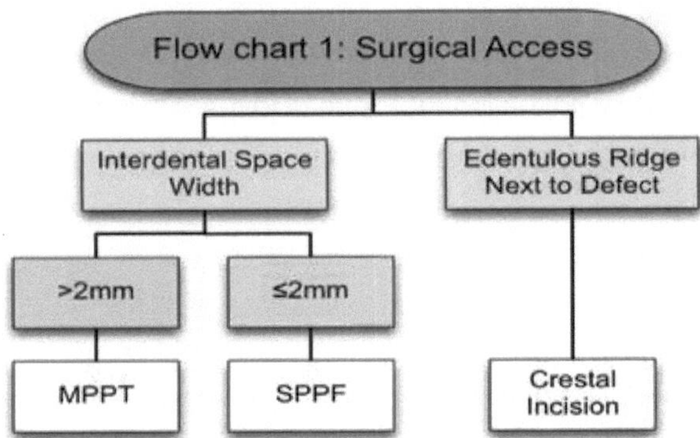

Flow chart 1. The surgical access to the interdental papilla associated with the intrabony defects can be selected among 3 different surgical approaches : SPPF, MPPT and crestal incision

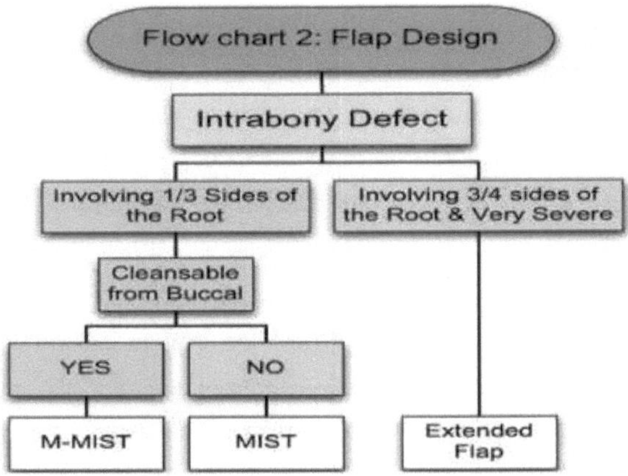

Flow chart 2. This indicates how to select the flap design according to the defect morphology and extension

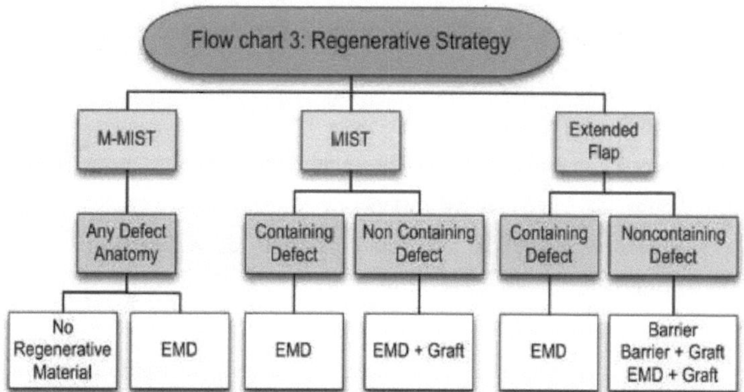

Flow chart 3. Selection of the regenerative material is based on the defect anatomy and on the flap design chosen to expose the defect

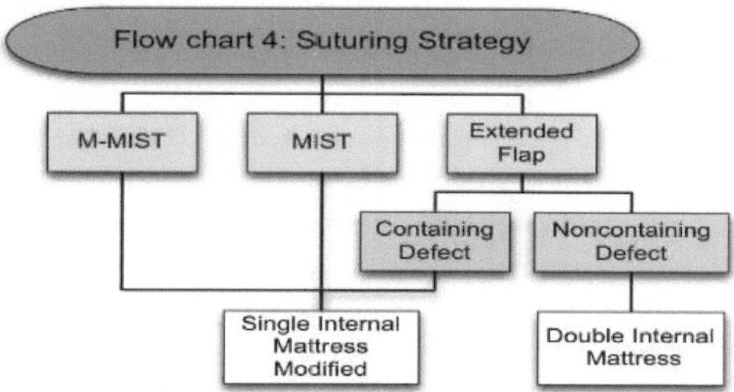

Flow chart 4. The suturing approach is chosen according to the type of regenerative strategy applied

Minimally invasive surgical technique for periodontal regeneration

INDICAÇÕES

- Defeito ósseo interproximal que é isolado e não se estende para além do local interproximal
- Uma área edêntula adjacente a defeitos periodontais
- Defeitos periodontais que se estendem desde a zona interproximal até à região bucal/lingual

- Várias localizações distintas de defeitos num determinado quadrante.[13]

CONTRA-INDICAÇÕES

- Defeito generalizado no osso horizontal.

- Defeitos verticais e paredes que estão interligadas.

Factores gerais a considerar na realização de cirurgia minimamente invasiva

- O principal objetivo de todas as incisões é preservar os tecidos moles.

- As incisões contínuas são evitadas através da realização de incisões separadas.

- As incisões verticais de libertação são omitidas.

- De modo a facilitar a regeneração periodontal, o enxerto/membrana é coberto por tecido mole. Por exemplo, quando o defeito ósseo ocorre em áreas que são importantes para a aparência, é efectuado um corte cirúrgico na papila palatina. [13]

- Para refletir os tecidos que podem ser dissecados, utilizam-se instrumentos cortantes, instrumentos rombos ou uma mistura de ambos.

- Para que o procedimento seja adequadamente visualizado, são necessárias uma fonte de luz e uma ampliação. As lupas com uma ampliação de 3,5 podem ser utilizadas em conjunto com um microscópio cirúrgico.

- Devido à preservação dos tecidos, o desbridamento da superfície radicular torna-se um desafio devido à reflexão mínima do retalho que é implementada. O desbridamento mecânico pode ser efectuado posicionando a ponta da cureta verticalmente e assegurando que a haste permanece paralela ao exterior do dente. Os raspadores ultra-sónicos são frequentemente utilizados para romper os tecidos de granulação.[13]

- A implantação/utilização de material de enxerto ósseo é possível com precisão através da utilização de uma pistola de êmbolo de plástico.

- As suturas de colchão verticais são frequentemente utilizadas para fechar o espaço entre dentes adjacentes. Pode ser utilizada uma sutura reabsorvível 6-0. [95]

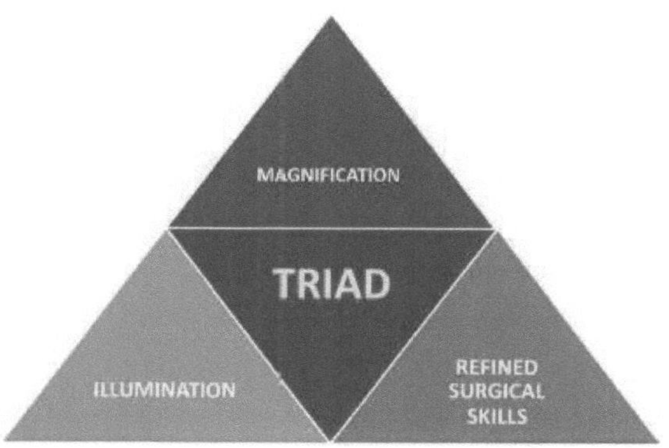

Fig. 23. Triad of Microsurgery

MICROSURGICAL TRIAD (Belcher et al. 2001)

A tríade microcirúrgica, que inclui ampliação, iluminação e habilidades cirúrgicas refinadas, é a base do conceito de microcirurgia. (Fig.23) Na ausência de qualquer um deles, a microcirurgia é impossível.

1) **MAGNIFICAÇÃO** - A capacidade de diferenciar dois objectos que se encontram muito próximos é designada por acuidade visual humana. O tamanho da imagem do objeto também pode ser aumentado para melhorar a visualização de detalhes finos.

2) **ILUMINAÇÃO** - Os sistemas de iluminação colateral são frequentemente fornecidos pelos fabricantes e são particularmente benéficos para ampliações superiores a 4X ou mais.

Factores a ter em conta na seleção de uma fonte de iluminação para acessórios:

1. O peso total do candeeiro, bem como a sua qualidade e luminosidade geral.

2. A facilidade com que a luz pode ser direccionada e focada dentro dos limites do campo de visão.

3. Transporte que está prontamente disponível entre os procedimentos cirúrgicos.[96]

INSTRUMENTS FOR MIS

Surgical Microscope

A capacidade de observar objectos através de ambos os olhos com uma ampliação de cerca de quatro a quarenta vezes é possível graças a um sofisticado conjunto de lentes.[97] (Fig.24,25)

Conceitos fundamentais do microscópio cirúrgico:

O comprimento do telescópio é reduzido no conceito binocular através da utilização de prismas. A cabeça binocular, a lente objetiva e o microscópio estéreo básico constituem o microscópio. No entanto, este microscópio está equipado com dois componentes suplementares: um iluminador que direcciona a luz através da lente objetiva e um alterador de ampliação. A ampliação das lupas é combinada com um alterador de ampliação e um sistema de visualização binocular nos microscópios operacionais. A linha de iluminação está muito próxima da linha de visão do observador, razão pela qual este tipo de iluminação é desejável. Consequentemente, o campo cirúrgico será iluminado e não terá sombras.[98]

Vantagens e desvantagens do microscópio cirúrgico[99]

1. Vantagens posturais

- Redução do desconforto para as costas e o pescoço do médico.
- Redução da fadiga ocular devido ao facto de evitar ajustamentos frequentes.

2. procedimento

- Gestão de tecidos atraumáticos.
- Fecho primário preciso da ferida.
- Capacidades de diagnóstico melhoradas.
- Um procedimento minimamente invasivo.
- Melhoria dos resultados cosméticos.
- Qualidade cirúrgica significativamente melhorada.
- A maior eficácia do desbridamento radicular leva a uma maior previsibilidade.

3. Psicológico

- Redução da ansiedade do paciente.

- Aumento da satisfação pessoal e profissional graças à melhoria da qualidade dos tratamentos cirúrgicos.

Desvantagens

1. Requisitos de formação.

- Procedimento operatório

- Compreensão dos princípios e fenómenos relacionados com a ótica.

2. Duração prolongada necessária para atingir a proficiência clínica.

3. Duração prolongada da cirurgia.

4. Despesas exorbitantes dos doentes.

5. Entrada cirúrgica restrita.

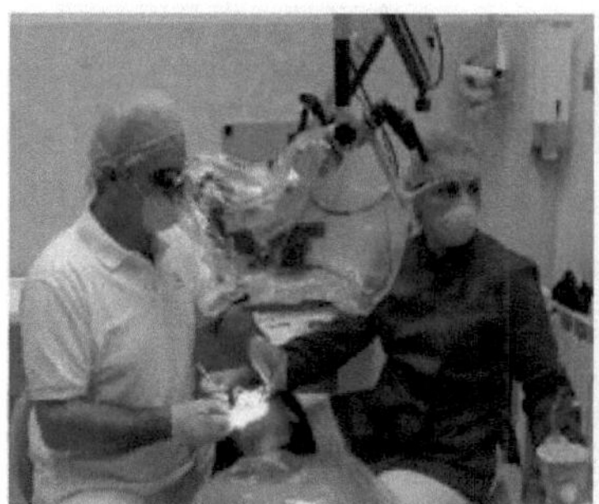

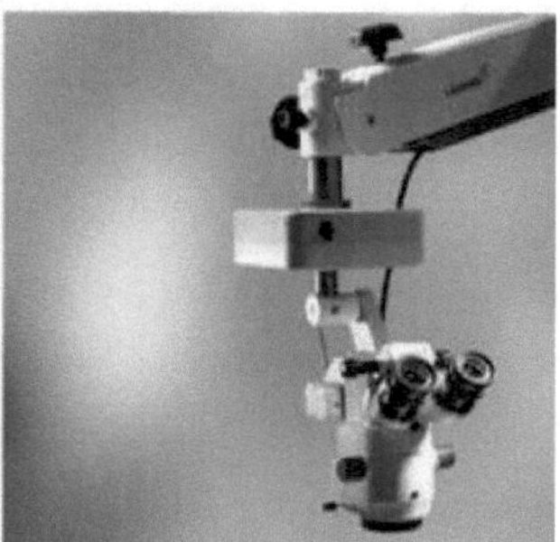

LOUPAS - As lupas de ampliação são o sistema de ampliação predominante utilizado em medicina dentária. As lupas referem-se a um par de microscópios monoculares que estão posicionados um ao lado do outro e têm lentes inclinadas que focam um objeto. [Os sistemas de lentes convergentes são responsáveis pela formação da imagem ampliada, o que lhe confere propriedades estereoscópicas. Apesar da utilização generalizada das lupas, o seu principal inconveniente é a necessidade de os olhos convergirem para ver uma imagem. É possível que isto resulte em irritação oftálmica, cansaço e também em alterações da visão se as lupas forem colocadas incorretamente durante um período prolongado. [100]

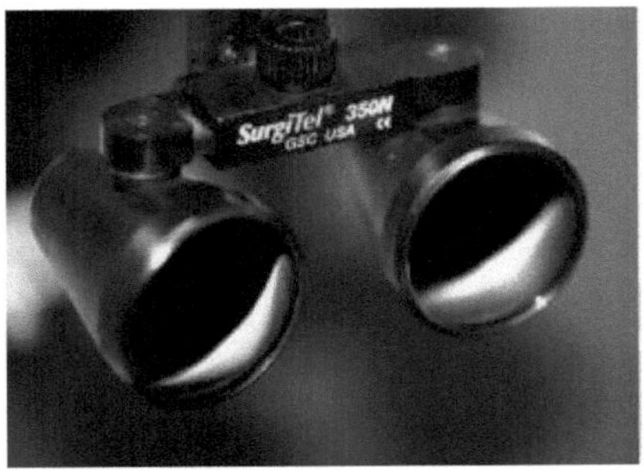

Fig 26. A surgical telescope or loupe with an integral light shown

Ampliação da lupa - as lupas estão disponíveis numa grande variedade de ampliações, variando de 1,5X a 10X em termos de ampliação. De um modo geral, as lupas que têm ampliações inferiores a duas vezes não são suficientes para fornecer a acuidade visual necessária para a microcirurgia. Quando a ampliação é necessária para a maioria dos procedimentos periodontais, as lupas com uma mistura aceitável de profundidade de focagem e tamanho de campo podem ser obtidas com uma ampliação que varia entre 4X - 5X.

As lupas mais frequentemente utilizadas são de três tipos:

1. **Lupas simples** - A lupa simples é constituída por um par de lentes de menisco, simples e positivas, colocadas uma ao lado da outra. A primeira superfície refractora é formada quando a luz entra na lente, enquanto a segunda ocorre quando sai. Cada lente contém duas superfícies refractárias. (Fig.27) A ampliação das lupas simples é limitada a 1,5 vezes. A sua principal vantagem é a relação custo-eficácia. No entanto, são rudimentares e possuem uma gama restrita de capacidades. A aberração esférica e a aberração cromática, que provocam a distorção da imagem do objeto, são extremamente prováveis de ocorrer durante a utilização destas lentes. Por este motivo, não têm qualquer aplicação prática em medicina dentária que ultrapasse uma gama de ampliação de 1,5 diâmetros circulares. [101]

2. **Lupas compostas** - As lupas compostas estão equipadas com lentes múltiplas convergentes e espaços de ar intermédios, que lhes conferem uma maior profundidade de campo, ampliação, distância de trabalho e poder de refração.

Sem causar um aumento excessivo do tamanho ou do peso, podem ser modificadas para se adaptarem às necessidades clínicas. Incluem duas peças de vidro que são normalmente unidas com resina transparente e têm um desenho ótico melhorado. Podem ser acromáticas.[101] (Fig.28)

3. **Lupas de prisma -** A ampliação da lupa ótica que oferecem é atualmente a mais sofisticada que está acessível no momento. Através do processo de dobragem virtual da luz, o trajeto da luz é esticado, permitindo uma redução no comprimento do cano da lupa. Campos de visão maiores, distâncias de trabalho mais longas e profundidades de campo mais profundas são todas características desta lupa, e a ampliação melhorada ultrapassa outras lupas. As lupas de prisma estão equipadas com canos curtos que podem ser fixados nos óculos ou numa fita para a cabeça. No entanto, as lupas fixadas na bandolete são mais confortáveis e estáveis do que as fixadas nos óculos, devido ao maior peso, que está presente em ampliações de 3,0 diâmetros ou superiores. [101] (Fig.29)

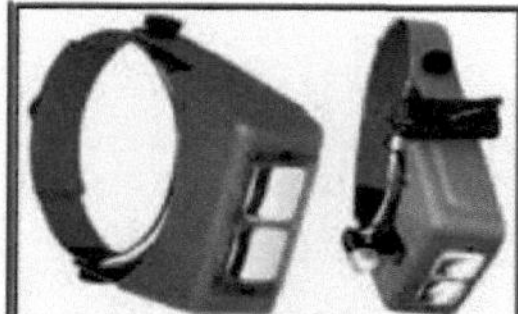

Fig 27. Simple Loupes

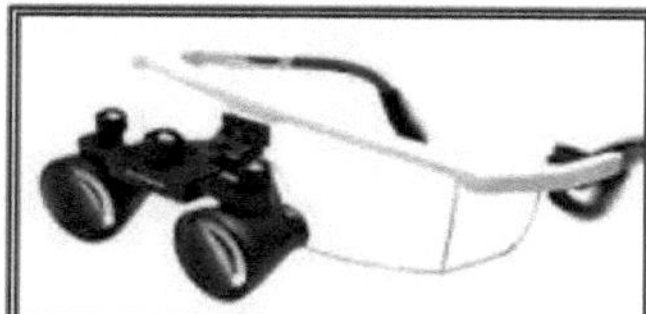

Fig 28. Compound Loupes mounted on eye glasses

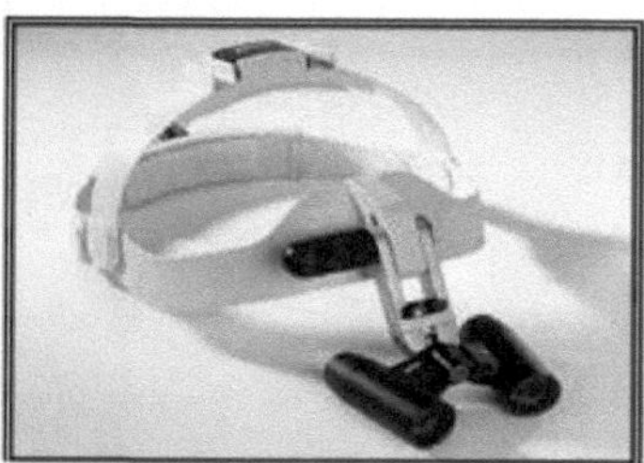

Fig 29. Prism Loupes

Tabela 6.

Simple Loupes	Compound Loupes	Prism Telescopic Loupes
Pair of single meniscus lenses	multiple lenses with intervening air spaces to gain additional refracting surfaces	Schmidt or "rooftop" prisms to lengthen the light path through a series of switch back mirrors between the lenses
Magnification can only increase by increasing lens diameter and thickness	Magnification can be increased by lengthening the distance between lenses, without excessive increase in size or weight.	
Greatly affected by spherical and chromatic aberration	Can be achromatic	Achromatic
Impractical for magnification beyond 1.5X	Inefficient at magnifications above 3X.	better magnification, wider depths of field, longer working distances, and larger fields of view

OUTROS INSTRUMENTOS

Facas e lâminas de bisturi-

No domínio da microcirurgia periodontal, as facas que são frequentemente utilizadas em procedimentos cirúrgicos como as cirurgias plásticas ou oftálmicas são as mais utilizadas. São utilizadas facas de vários tipos. Os procedimentos intra-sulculares são efectuados com a faca em forma de meia-lua. As facas de colher são frequentemente utilizadas para minar a região sulcular lateral, a fim de preparar o local para a colocação de enxertos de tecido conjuntivo utilizando uma técnica sulcular sem relevo. As lâminas microcirúrgicas miniaturizadas estão

54

incluídas nas lâminas. A utilização de bisturis microcirúrgicos permite o estabelecimento de incisões microcirúrgicas num ângulo de noventa graus em relação à superfície do doente.[102]

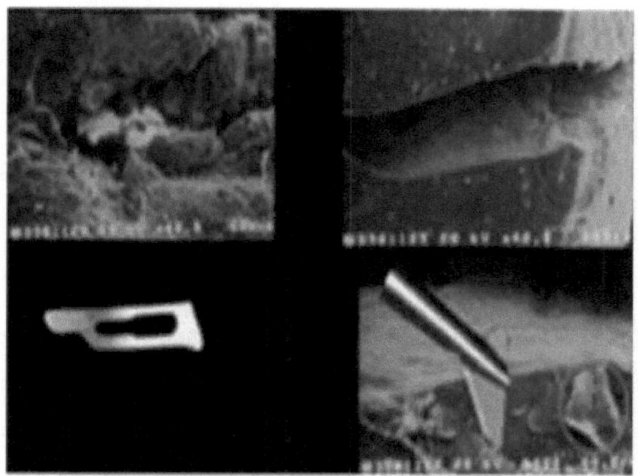

\Fig 30. Scanning electron microscope comparison of the incisions

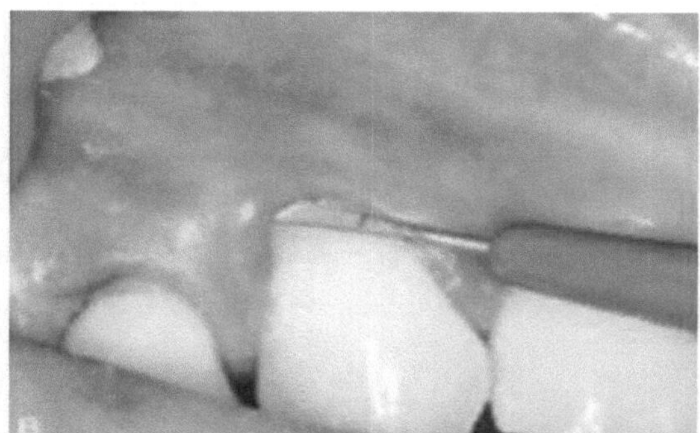

Fig 31. Ophthalmic blades made with 1 +15 blade (upper left)
and an ophthalmic microsurgical "feather" blade
(upper right and lower right)

Microscópios - Estes instrumentos são utilizados para remover tecidos, vasos sanguíneos e nervos. As tesouras frequentemente utilizadas têm 14 cm e 18 cm de comprimento. É aconselhável utilizar uma tesoura com um comprimento de 9 cm quando se trabalha com tecidos delicados. As suturas são cortadas com tesouras rectas e os vasos ou terminações nervosas têm a sua adventícia removida por aparagem. Ao cortar nervos e artérias, a tesoura curva é a ferramenta de eleição.

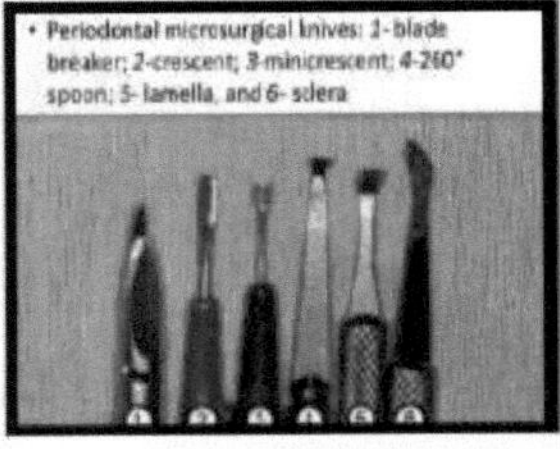

Fig 32. Microsurgical knives

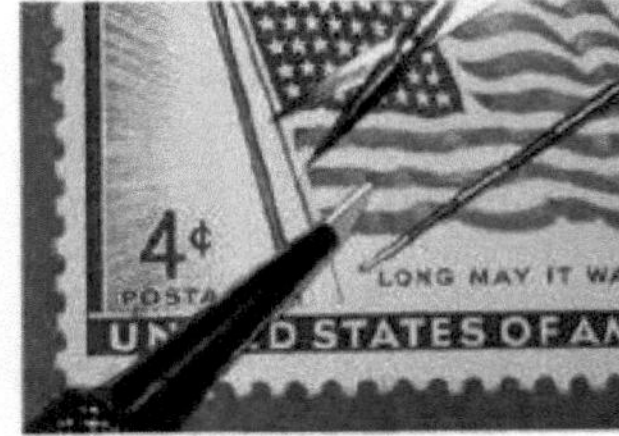

Fig 33. Castroviejo

Microfórceps - O objetivo destes é evitar danos em tecidos pequenos e delicados e fixar suturas delicadas durante a realização de nós. As pinças de joalheiro são instrumentos robustos que podem ser utilizados com o objetivo de separar nervos e veias de tamanho micrónico. (Fig.34)

Suporte de microagulhas - É utilizado para fixar a agulha, puxá-la através dos tecidos e dar nós. A ponta distal da agulha deve ser mantida entre os terços médio e inferior. Se o vaso for mantido demasiado perto do topo, não será possível completar a anastomose entre as duas extremidades do vaso com um único ponto. No caso de a ponta ser mantida assim tão perto da base, é difícil manter um controlo consistente; além disso, a orientação da ponta pode ser alterada com relativa facilidade. A opção ideal é um suporte de agulha de titânio.[102]

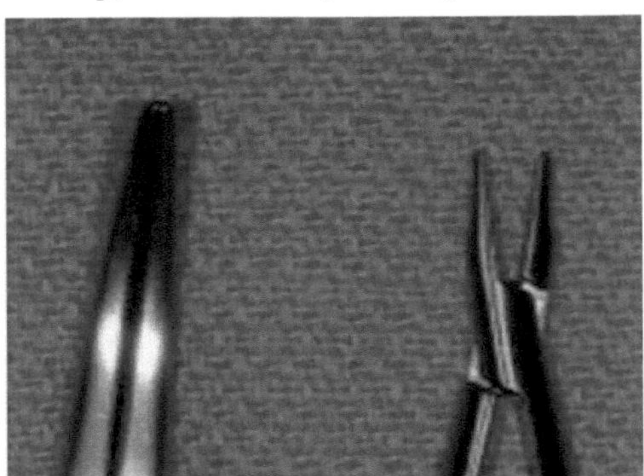

Fig 34. Conventional versus McGregor
Micro suturing forceps

Agulhas - As agulhas mais afiadas, as agulhas de corte invertido com pontas de precisão ou as agulhas de espátula com micro pontas são as opções preferidas para minimizar o traumatismo dos tecidos em microcirurgia. (Fig.35). Uma agulha circular de 3/8" produz normalmente resultados satisfatórios para os tratamentos cirúrgicos periodontais, que constituem a maior parte dos mesmos.

Material de sutura - No campo da periodontia, os tamanhos mais comuns utilizados são 4-0 e 5-0, suturas com um diâmetro de 1,5 mm. No entanto, as suturas com um diâmetro de 6-0 e 7-0 são utilizadas na microcirurgia periodontal. (Figura 36) As suturas são classificadas de acordo com a sua estrutura como monofilamentares ou entrançadas, de acordo com a sua superfície como revestidas ou não revestidas, e de acordo com as suas propriedades biológicas como absorvíveis ou não absorvíveis. As suturas monofilamentares feitas de polipropileno ou polidioxanona são o tipo de sutura preferido em microcirurgia. Estes materiais têm uma forte capacidade de retenção do nó, não são inflamatórios e bacteriostáticos e são fáceis de remover. As suturas funcionam como o principal meio de proporcionar apoio a uma ferida. São escolhidas para tratar feridas com base nas características frágeis do tecido. A sutura de tamanho mínimo que pode suportar adequadamente a ferida resulta numa menor quantidade de danos nos tecidos e numa perturbação mínima do fluxo sanguíneo. [103]

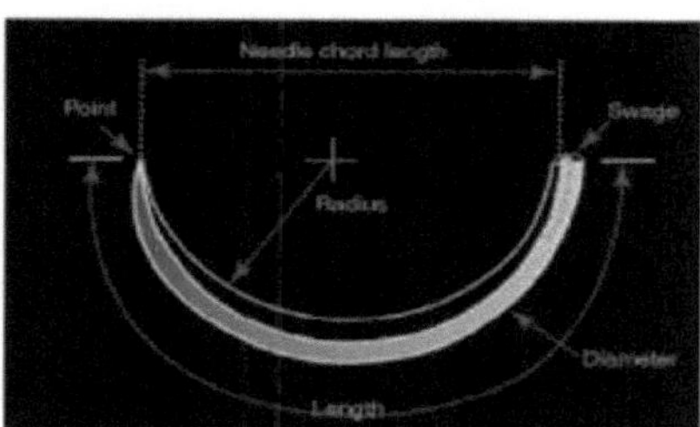

Fig 36. Anatomy of needle

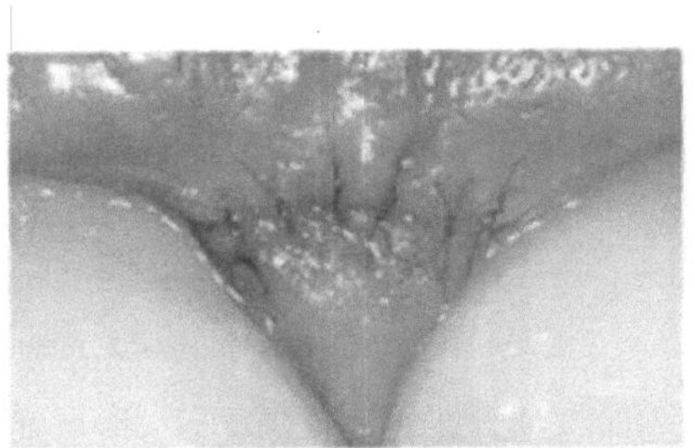

**Fig 36. Microsuture-Tension-free wound closure is one of
the goals of a microsurgical approach**

Tabela 7.

NAME	TYPE	SUBTYPES	ADVANTAGES
Knives	a.Blade breaker knife b.Crescent knife c.Minicrescent knives d.Spoon knife e.Lamellar knife		• Extremely sharp • Small size • Etched rather than ground- produce more precise wound edge
Microsurgical periodontal knives	a.Orban periodontal knife(KO1/2MBH) b.Kramer-Nevins gingivectomy knife(KKN7MBH)		• Very sharp
Microsurgical blades	a.Ophthalmic blade b.Blade no 15 c.Blade no 12 d.Blade no 390 e.Blade no 390 c	No.15c No.12d	• Curved in a 'J' shape • Can be run under the papilla to separate it from the underlying bone support, progressing in the narrow space of the dental embrasure • Fine incision
Microsurgical periosteal elevator	a.Periosteal Schlee PPSCHLEE Handle 6 b.Prichard periosteal (PPRMBH) c.Hourigan periosteal (PH2MBHKD)		• Precise undermining and release of flap
Microsurgical periodontal retractors	KP Retractors	a.KP 1 Retractor b. KP 2 Retractor c. KP 3 Retactor	Wider and thinner serrated working ends provide • better anchorage on bone and • prevent accidental slipping
Microsurgical tissue foreceps	a.Microsurgical anatomic tissue pliers TPASTMBH b.Microtissue foreceps 180		• Handle minute tissaes without damaging them
Microsurgical periodontal chisels	a.Rhodes chisel b.Wedelstaedt chisel c.Fedi chisel		• Precise bone cutting
Microsurgical periodontal curettes	Langer curettes	a. SL1/2RMBH b. SL3/4RMBH c. SL5/6RMBH	
Microsurgical periodontal needle holder	Microneedle holder Schlee(NHSLSCHLEE)		• Lock to firmly secure the needle • Can be guided through coarse gingival tissue with controlled grip pressure • Slender shape allows them to reach far into interproximal areas
Microsurgical suturing foreceps			• Can easily grab microsutures which can be torn with usual surgical suturing foreceps
Microscissors	a.Micro-vannas tissue scissors b.Goldman-Fox scissors c.Ligature scissors FD252R		• Smooth cutting of fine and coarse tissues • Reduced tissue trauma
Microsutures	6-0 to 10-0	Vicryl polyglactin (7-0 to 13-0) Ethilon polyamide(7-0,9-0)) Prolene polypropylene(8-0,10-0))	• Better wound closure • Minimizing gaps or voids at the wound, rapid healing with less post-operative in?ammation, pain and risk of scar formation.
Microsurgical needles	a.Reverse cutting needles with precision tips b.Spatula needles with microtips		Shallow needle track and precise needle point allows extremely accurate apposition and closure of flap

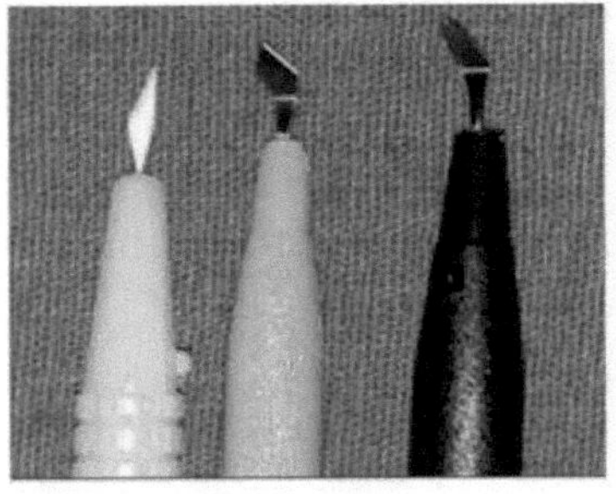

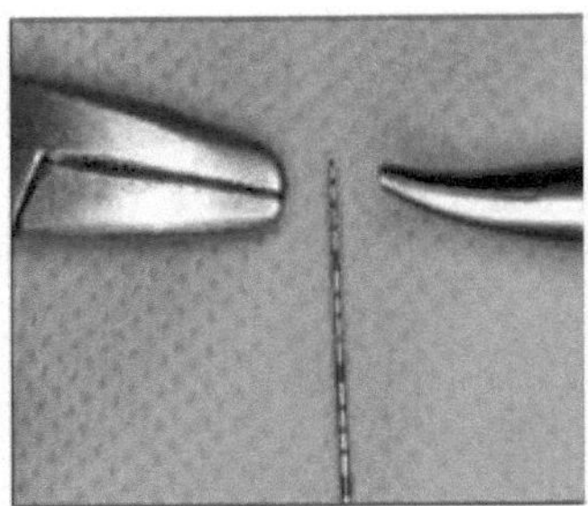

Fig 37. Microsurgical scalpels   Fig 38. Microsurgical Probe

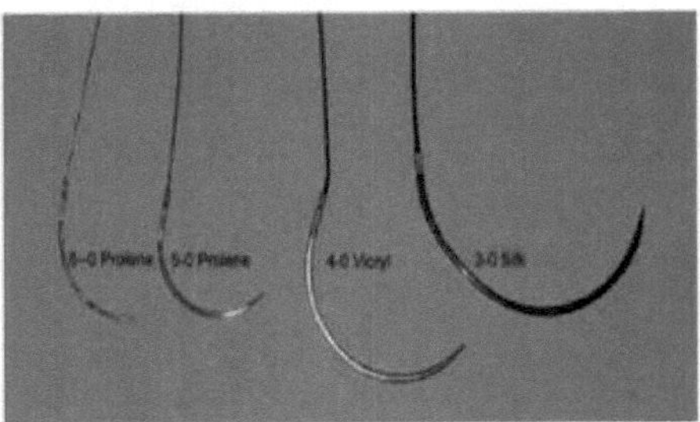

Fig 39. Relative size of different suture

Vantagens do MIST na regeneração periodontal:

1. Redução da fase de cicatrização pós-operatória.

2. Minimiza as complicações pós-operatórias como edema, dor e sensibilidade radicular.

3. Reduzir ou eliminar cicatrizes, minimizar a reflexão e a manipulação dos retalhos e minimizar a manipulação do tecido papilar para obter resultados estéticos melhorados.

4. A altura e o contorno do tecido mole papilar são melhorados.

5. A recessão gengival pós-operatória é limitada ou inexistente.

6. Melhorou significativamente a recetividade do paciente. [41]

Desvantagens do MIST:

1. Como resultado da acessibilidade limitada, o procedimento torna-se sensível à técnica.

2. Requer a aplicação de ferramentas e instrumentos especializados, tais como um microscópio de operação, lupas, bem como outros micro-instrumentos.

3. Isto pode resultar em despesas adicionais para o procedimento.

4. A competência do operador torna-se um fator determinante.

5. Um procedimento altamente sensível à técnica pode resultar numa duração prolongada da operação.

6. Devido à pequena janela bucal, o acesso aos defeitos palatinos pode ser difícil.

7. A técnica acima referida não é aplicável universalmente a todos os defeitos. [41]

Cicatrização de feridas durante a microcirurgia

A principal fase de cicatrização, que é um procedimento rápido e envolve menos criação de granulação ou tecido cicatricial, é possível com o uso da microcirurgia, que estimula a reparação. De acordo com a investigação, as feridas causadas por procedimentos microcirúrgicos cicatrizam em quarenta e oito horas. O processo de cicatrização de feridas secundárias é mais demorado porque é necessário novo tecido para substituir os espaços à volta da borda da incisão que foi parcialmente cicatrizada. A redução do trauma cirúrgico que ocorre durante a microcirurgia leva a uma redução da quantidade de danos celulares e necrose, o que, por sua vez, leva a uma redução da inflamação e do desconforto.

A filosofia da microcirurgia periodontal

A filosofia da microcirurgia engloba três princípios fundamentais. O primeiro princípio consiste em melhorar o desempenho cirúrgico através da melhoria das capacidades motoras. Isto é conseguido através da melhoria da acuidade visual e da utilização de uma preensão manual precisa para aumentar a precisão e minimizar o tremor. O segundo princípio é conseguir um traumatismo mínimo dos tecidos através da implementação de incisões mais pequenas e de áreas cirúrgicas mais pequenas. No que respeita à reparação de feridas, a passividade primária constitui o terceiro valor.[104]

Isto é conseguido através da utilização de técnicas de microssutura para remover espaços mortos e lacunas do bordo da ferida. O campo da periodontia avançada está atualmente a testemunhar uma necessidade crescente de tratamentos clínicos que exigem competências cirúrgicas altamente desenvolvidas entre os profissionais médicos. Algumas das técnicas cirúrgicas disponíveis que exigem que os cirurgiões periodontais executem tarefas clinicamente desafiantes que ultrapassam o âmbito da visão normal incluem implantes dentários, cirurgia plástica periodontal e procedimentos regenerativos.

Uma abordagem cirúrgica minimamente invasiva à periodontia é estabelecida através da microcirurgia, que se caracteriza pela utilização de locais cirúrgicos mais pequenos e menos incisões verticais. Todos os ramos da microcirurgia reconhecem o grau em que as incisões mais pequenas e a menor manipulação dos tecidos estão diretamente relacionadas com a diminuição das complicações após a cirurgia e com uma cicatrização mais rápida. [105]

A microcirurgia, para além da sua dependência de técnicas atraumáticas e da aplicação de ampliação, requer a utilização de equipamento especializado que é meticulosamente concebido para atenuar os danos nos tecidos. Os dispositivos microcirúrgicos possuem a capacidade essencial de gerar incisões precisas que facilitam a cicatrização de feridas por intenção primária. As incisões microcirúrgicas são efectuadas num ângulo de 90 graus em relação à superfície, utilizando bisturis microcirúrgicos oftálmicos.

MIS ASSISTIDA POR VIDEOSCÓPIO (V-MIS)

O princípio fundamental da cirurgia minimamente invasiva (MIS) baseia-se no conceito de que os procedimentos que eram anteriormente realizados utilizando aberturas cirúrgicas maiores podem agora ser realizados utilizando incisões mais pequenas. A expressão "cirurgia minimamente invasiva" foi inicialmente utilizada em 1995 para designar especificamente os tratamentos cirúrgicos periodontais.[11] O procedimento tem sido frequentemente referido como MIS, ou cirurgia minimamente invasiva. Há uma série de métodos e técnicas documentados para a cirurgia minimamente invasiva (MIS). As técnicas mencionadas são uma variação modificada deste procedimento que utilizava o endoscópio de fibra de vidro para visualização; a técnica MIS inicial utilizava microscópios cirúrgicos que permitiam a visualização; e a abordagem MIS original; e uma técnica documentada relativamente recente, a MIS assistida por videoscópio, também conhecida como V-MIS.[106]

Princípios de cirurgia

Os princípios prevalecentes ditam a conduta de cada procedimento no domínio dos Sistemas de Informação de Gestão (SIG). O objetivo mais importante é assegurar que os tecidos periodontais continuam a receber uma quantidade adequada de sangue. O procedimento de dissecção de espessura dividida é utilizado para cada reflexão de retalho, de modo a garantir que a integridade do fornecimento de sangue é preservada, enquanto a utilização do elevador periosteal é estritamente proibida. Este elemento é vital para o MIS. O periósteo é um importante fornecedor de sangue para os tecidos periodontais. A interrupção do fornecimento de sangue é uma consequência significativa da utilização de um elevador periosteal para refletir o periósteo. Os tratamentos cirúrgicos conhecidos como MIS e V-MIS envolvem a manipulação do tecido gengival, bem como do osso que se encontra por baixo da gengiva. É importante assegurar que o periósteo não é danificado. Só no interior do defeito é que o osso deve ser exposto. [88]

Os danos traumáticos mínimos nos tecidos periodontais constituem o segundo princípio do MIS. Na maioria das vezes, ao efetuar operações periodontais regenerativas típicas, é comum criar incisões significativas e separar o osso do tecido mole. A cirurgia minimamente invasiva (MIS) utiliza métodos que dão prioridade à utilização da incisão mais pequena possível, realizando uma dissecção que expõe apenas o tecido mole que se estende até ao limite do defeito ósseo, bem como minimizando a pressão sobre o tecido. [11]

A substituição dos tecidos moles a uma altura igual ou superior à altura pré-operatória, sem sobrecarregar o tecido, é o terceiro princípio do MIS. É utilizado um número mínimo de suturas, que são posicionadas exclusivamente na região basal do retalho. A agulha nunca é inserida na parte coronal fina da papila, porque se acredita que isso teria um efeito prejudicial no fluxo sanguíneo para este tecido delicado e suscetível. A sutura da papila não é efectuada; em vez disso, é utilizada a pressão dos dedos sobre gaze húmida para aproximar e posicionar o tecido coronalmente. [11]

A utilização do videoscópio permite a utilização de incisões e retalhos mais pequenos, reduzindo a necessidade de reflexões extensas em comparação com outros métodos de visualização. Isto facilita a capacidade de fecho do tecido.

Procedimentos no V-MIS ou MIS

Existem muitas semelhanças entre as formas de efetuar a cirurgia minimamente invasiva (MIS) e a cirurgia minimamente invasiva assistida por vídeo (V-MIS). Os telescópios ou um endoscópio feito de fibra de vidro são utilizados pela MIS. Um videoscópio é utilizado pela V-MIS. Esta descrição fornecerá uma explicação exaustiva da V-MIS, que utiliza um videoscópio nas suas operações. Os telescópios cirúrgicos e os microscópios cirúrgicos podem ser utilizados da mesma forma para efetuar a MIS. Em comparação com as técnicas MIS convencionais, o V-MIS permite a utilização de incisões de acesso mais pequenas e reduz a reflexão do retalho. [54]

Seleção de casos

Para defeitos isolados, o V-MIS/MIS é normalmente recomendado. Antes de decidir se é necessária uma intervenção cirúrgica, é importante efetuar primeiro os tratamentos não cirúrgicos habituais, tais como fornecer instruções sobre higiene oral, realizar a destartarização subgengival e o alisamento radicular e efetuar os ajustes oclusais necessários. É possível que um doente que apresente uma inflamação periodontal generalizada à chegada inicial possa, ocasionalmente, ter uma certa profundidade de bolsa de sonda que seja considerada aceitável para efeitos de preservação da saúde periodontal. após o tratamento não cirúrgico. No entanto, existem frequentemente defeitos isolados, geralmente interproximais, com uma profundidade de sondagem de bolsa de 5 mm ou mais. (Fig.40)

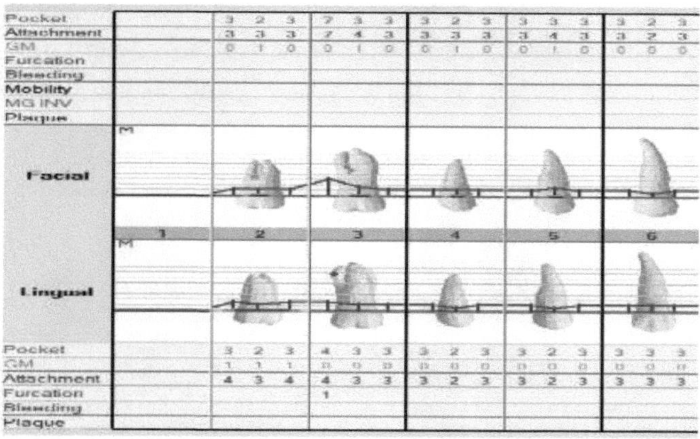

Fig 40. Charting of a quadrant where V-MIS is indicated

Após uma avaliação minuciosa das radiografias destas regiões, deve ser determinada a presença de perda óssea e, em caso afirmativo, a necessidade de técnicas de rejuvenescimento. No caso de as falhas serem localizadas e situadas na proximidade de tecido periodontalmente ótimo, esses defeitos representam os locais mais adequados para a utilização de V MIS.[107]

Construção da incisão e do retalho

A configuração de diferentes retalhos pode ser utilizada para procedimentos V-MIS e MIS, dependendo de factores como o local, a gravidade da condição óssea, bem como a acessibilidade dos dispositivos de visualização. As medições de rotina da bolsa podem identificar a presença de um defeito ósseo, mas após o paciente ter sido submetido a anestesia, a sondagem óssea deve confirmar o grau de perda óssea. Quando possível, é utilizado um retalho palatino ou lingual solitário. Um videoscópio facilita tremendamente o acesso linguístico e a visualização.[108] A utilização de técnicas de acesso lingual com recurso a telescópios ou microscópios cirúrgicos é um desafio. Estes instrumentos permitem uma visualização direta da área cirúrgica, exigindo a utilização de um espelho juntamente com uma técnica de retalho lingual. Pelo contrário, é possível obter uma visibilidade distinta do local da cirurgia inserindo um videoscópio diretamente na abertura lingual. (Fig.41,42)

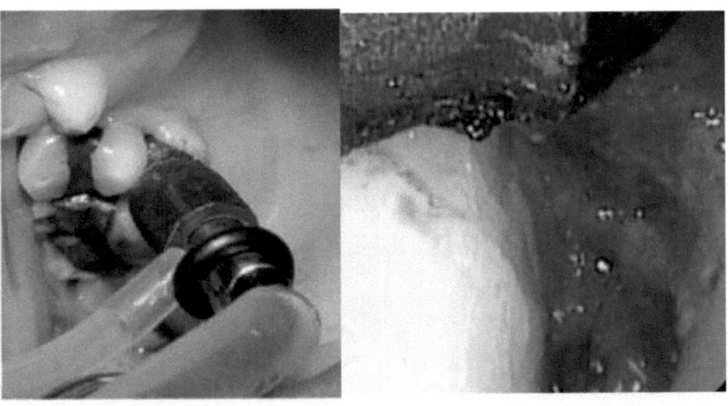

Fig 41. The videoscope is placed through a single MIS access flap on the plate

Fig 42. The interproximal defect as visualized by the videoscope

Quando a distância entre os dentes adjacentes não excede os seus ângulos de linha, a incisão inicial é efectuada dentro da discrepância intersulcular, que se estende entre o ângulo de linha entre cada dente e o espaço entre os próprios dentes. É importante ter cuidado e garantir que a incisão permaneça dentro do sulco, sem remover qualquer tecido circundante. (Fig.43)[109]

Uma incisão horizontal, também conhecida como incisão mesial-distal, deve ser efectuada ao longo de toda a estrutura da papila que se encontrava no local, para a incisão subsequente. Para ser posicionada a uma altura considerável e desejável na papila, esta incisão não deve sobressair na região do colo.

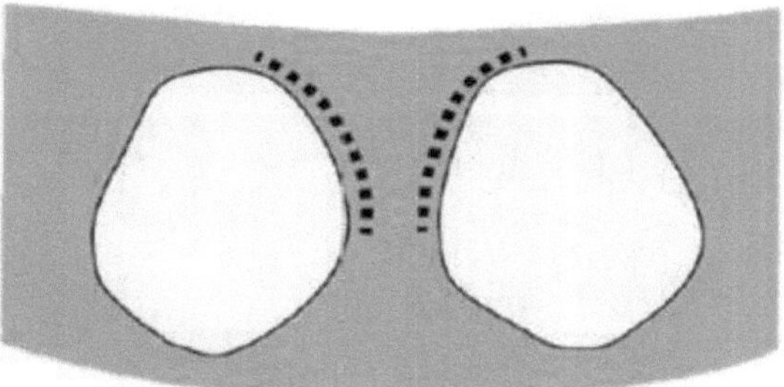

Fig 43. An outline drawing of the initial sulcular incisions

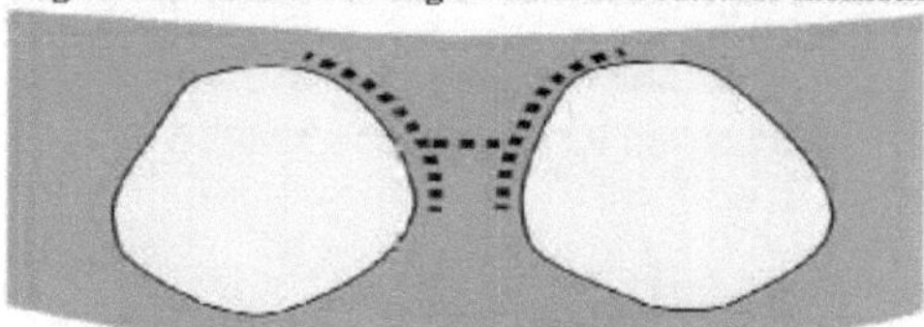

Fig 44. An outline drawing of the incision joining the two sulcular incisions across the papilla, connecting incision is made apical to the col tissue

Após a criação de uma espessura dividida, a dissecção é efectuada de modo a construir o retalho de acesso, uma vez obtida a incisão horizontal. [Figura 45] Recomenda-se que este trabalho seja efectuado apenas através do processo de dissecção cortante. Para efeitos de elevação deste retalho, não é aconselhável utilizar um elevador periosteal.

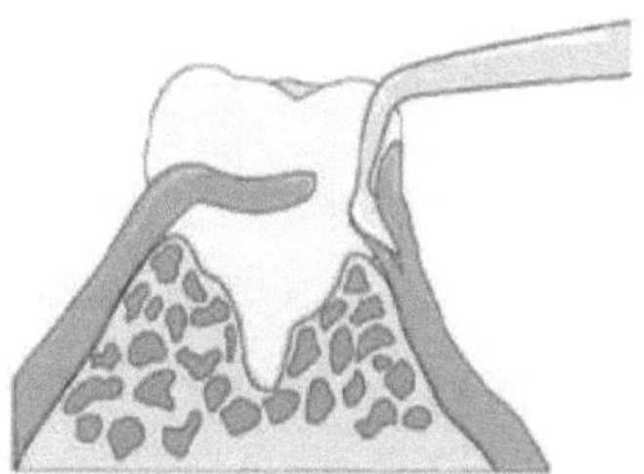
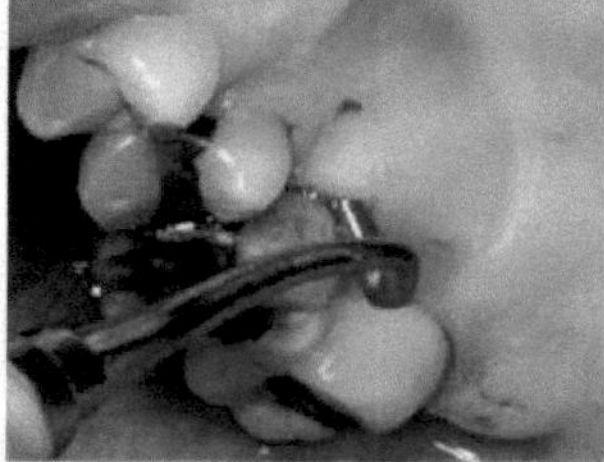

Fig 45. Outline drawing of using a modified Orban knife to reflect the access flap. The access flap is reflected with sharp dissection only leaving the periosteum in place on the bone. A periosteal elevator should not be used. Because of its rigidity, a small Orban knife is ideal for this step. Clinical use of a modified Orban knife for the sharp dissection.

Para a realização destas incisões, pode ser utilizada uma grande variedade de lâminas. A fim de implementar as propostas de lâminas subsequentes, o autor fê-lo. Na realização das incisões sulculares iniciais, utiliza-se uma lâmina 12b. (Fig. 46)

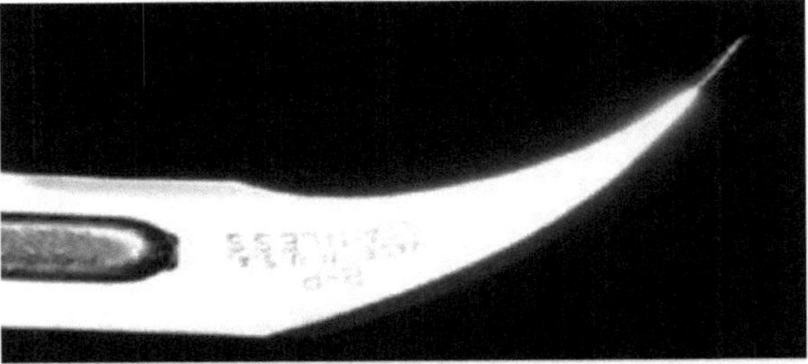

Fig 46. Blade 12b making sulcular incision

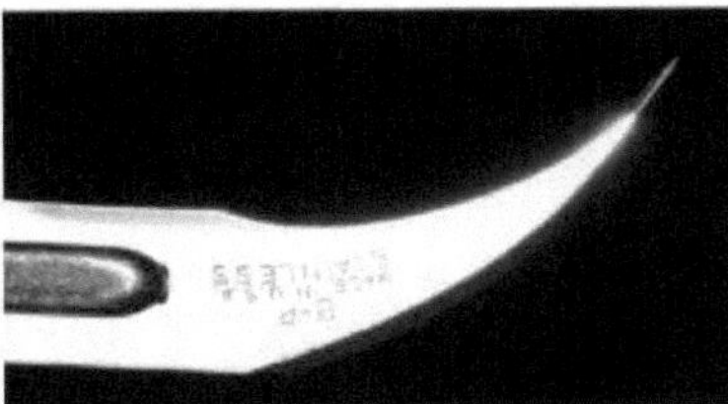

Fig 46. Blade 12b making sulcular incision

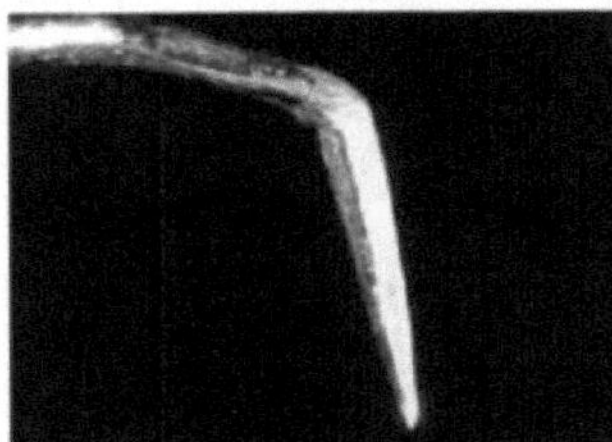

Fig 47. Modified orbans knife

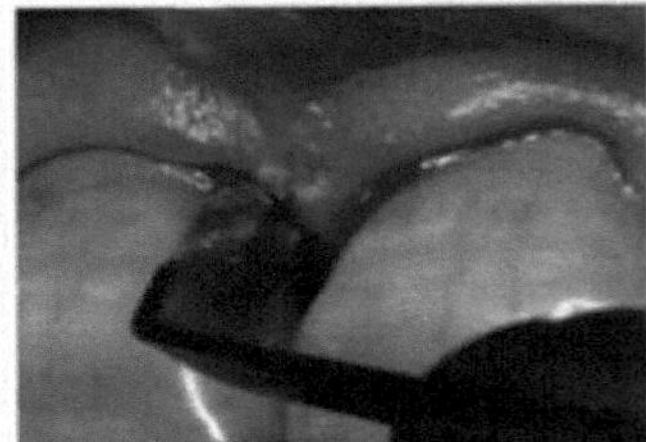

Fig 48. Disposable knife (various shapes)

Ambos os lados do contorno curvo desta lâmina de bisturi standard descartável são afiados. Esta lâmina oferece a vantagem de ter um certo nível de rigidez e pode ser utilizada tanto na direção de empurrar como de puxar. Uma aplicação adicional para esta lâmina é a criação de uma incisão horizontal que percorre todo o corpo da papila. Utiliza-se um canivete Orban que foi modificado para fazer a incisão exacta que é necessária para a papila. (Figura 47) A largura de um canivete Orban normal é reduzida em aproximadamente um terço neste ponto.

A rigidez da faca Orban permite uma dissecção de espessura dividida e proporciona a capacidade de "puxar" o retalho durante a incisão, o que é muito vantajoso para a reflexão do retalho. Além disso, as lâminas microcirúrgicas (Figura 48) podem revelar-se benéficas. A sua falta de rigidez constitui frequentemente um obstáculo substancial à sua aplicação, apesar do facto de as dimensões destas lâminas facilitarem a entrada em espaços apertados. Além disso, estas lâminas têm normalmente uma "mola" que provoca um movimento abrupto da lâmina quando esta "apanha" o cálculo ou o osso. O movimento brusco da lâmina extremamente afiada pode causar danos potenciais nos tecidos.

O desbridamento

As melhores perspectivas de regeneração requerem um desbridamento abrangente do dente adjacente e do defeito periodontal. O desbridamento do defeito compreende dois componentes. A eliminação do tecido de granulação é o passo inicial. O passo seguinte envolve a eliminação da rugosidade da superfície, do cálculo e do biofilme da superfície da raiz.

As curetas periodontais padrão são utilizadas para efetuar o processo de desbridamento, que envolve a eliminação do tecido de granulação no interior do defeito. Devido ao tamanho das curetas maiores, como a cureta de Prichard, a maioria dos métodos V-MIS existentes não as consegue acomodar. É importante ter cuidado ao desbridar o defeito para evitar fazer algo que possa fazer com que o retalho de tecido mole seja dobrado ou impactado. O retalho V-MIS pode ser corretamente retraído utilizando o retractor de tecido de fibra de carbono giratório quando está presente um videoscópio. Isto é efectuado sem causar quaisquer danos no tecido frágil ou na membrana.

Na ausência de um videoscópio, deve ter-se cuidado ao retrair o retalho para visualização; fazê-lo excessivamente causará danos nos tecidos e recessão pós-operatória. No processo de eliminação do tecido de granulação com V-MIS/MIS, o instrumento mais utilizado é o Younger-Good. (Fig.49)

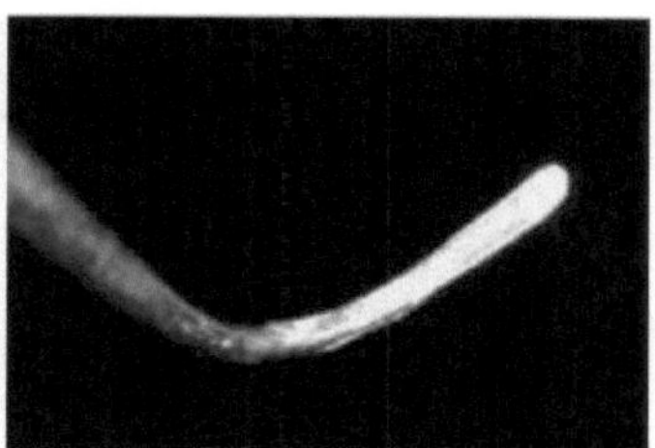

Fig 49. Blade of Younger Good 7/8 curette

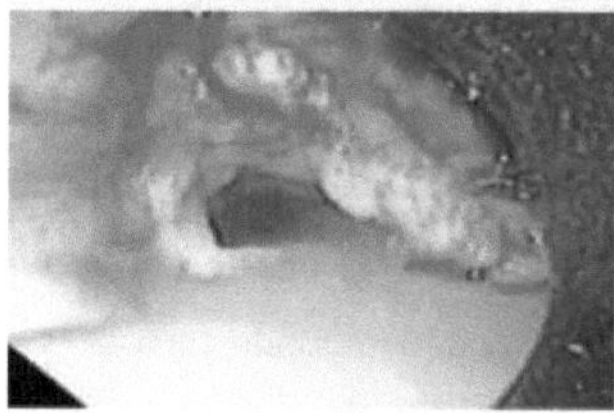

Fig 50. Surgical defect with granulation tissue removed

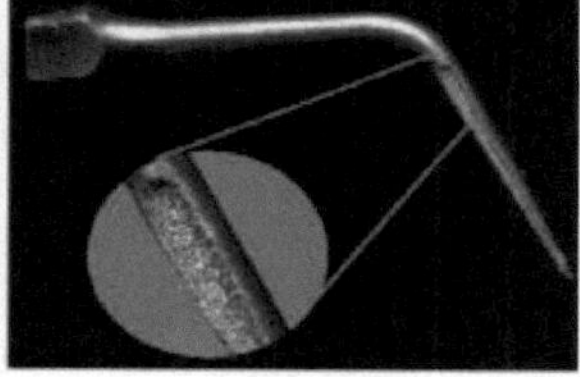

Fig 51. Initial debridement of root surface by ultrasonic scaler

Tradicionalmente, a cirurgia periodontal envolve a remoção completa de todo o tecido de granulação. Quando se utiliza um nível de ampliação elevado, esta tarefa pode tornar-se extremamente difícil. Isto é particularmente exato quando é utilizado o videoscópio com uma ampliação de 40 ou mais. O objetivo do autor é eliminar uma quantidade significativa de tecido de granulação localizado adjacente ao dente, bem como o pavimento do problema. Existe tecido de granulação que se encontra nas paredes do tecido mole. (Fig. 50) áreas parcialmente removidas para permitir a visualização clara da superfície radicular. No entanto, não está a ser feito nenhum esforço específico para remover todo o tecido de granulação.

Normalmente, para iniciar o processo de desbridamento da superfície da raiz, existe um raspador que utiliza ondas ultra-sónicas. Para esta aplicação específica, a ponta ultra-sónica recomendada é a ponta de segurança Diamond, produzida pela Vista Dental em Milwaukee, Wisconsin. (ver Fig. 51). A agressividade desta ponta é comparável à de uma ponta de diamante ultra-sónica; no entanto, devido ao efeito abrasivo restrito do diamante, pode ser utilizada com segurança em falhas menores sem causar danos à superfície da raiz.

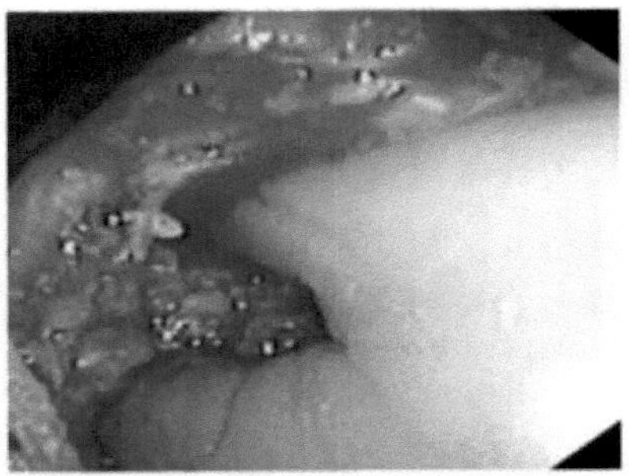

Fig 52. Picture of roof surface after use of EDTA

Ao utilizar o V-MIS, o videoscópio oferece a oportunidade de observar a superfície da raiz que foi desbridada mecanicamente. Em muitos casos, pequenas áreas de cálculo, conhecidas como "micro" ilhas, podem ainda estar presentes,[110] incluindo aquelas que não podem ser vistas através da utilização de telescópios ou do microscópio cirúrgico. (Figura 42) Usando uma sonda periodontal, normalmente não é possível identificar essas minúsculas manchas de depósitos de cálculo. A eliminação mecânica destas regiões minúsculas de cálculo pode revelar-se extremamente difícil. Geralmente, quaisquer ilhas residuais de cálculo podem ser eliminadas através da aplicação de biomodificação utilizando ácido cítrico ou ácido etilenodiaminotetracético (EDTA). O autor considera que esta remoção final do microcálculo é fundamental, uma vez que tanto o MIS como o V-MIS têm resultados duradouros.

Materiais regenerativos[10]

Os derivados da matriz de esmalte (EMD) foram utilizados isoladamente ou em conjunto com o "aloenxerto de osso humano cortical desmineralizado liofilizado" (DFDBA) num procedimento de transplante ósseo, na maioria dos tratamentos periodontais registados na literatura periodontal para o tratamento de complicações periodontais. Foram obtidos excelentes resultados clínicos com a utilização de cada um destes métodos. De acordo com Cortellini, a cirurgia de pequena incisão (MIST) pode ser efectuada sem a necessidade de materiais regenerativos, desde que o fluxo sanguíneo para a área da cirurgia seja mantido de forma suficiente.[18,19]

Aplicação de suturas

Um local V-MIS é normalmente fechado com uma única sutura. Naturalmente, o material utilizado é uma agulha de colagénio normal ou uma agulha de sutura crómica com um tamanho de 4-0. No entanto, a seleção específica do material de sutura não determina se este é crucial. No entanto, deve possuir força suficiente para permitir a firme união do tecido, evitando ao mesmo tempo ser demasiado pequeno ao ponto de penetrar no tecido quando este está sob tensão. Na base da papila, é posicionada uma sutura de colchoeiro vertical no local apropriado. (Fig.53)

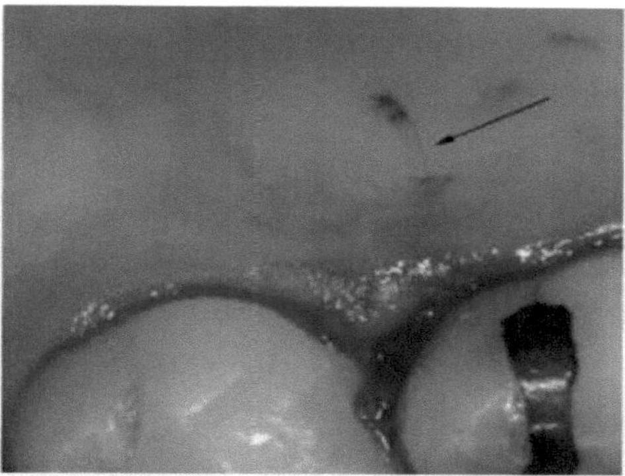

**Fig 53. Simple vertical mattress suture placed
at the base of the papilla**

Ao posicionar a sutura desta forma, é possível aplicar-lhe tensão sem pôr em causa a integridade do tecido papilar, o que poderia resultar em recessão pós-operatória. Ao efetuar a sutura na base da papila, é possível reunir o corpo da papila de forma segura, sem causar danos ao tecido delicado e fino localizado no seu ápice. Para evitar qualquer dano ao tecido delicado, é aconselhável abster-se de suturar acima com suturas pequenas e agulhas finas sempre que a base da papila estiver presente. Acredita-se que o facto de este método de sutura não ferir o tecido papilar é uma das principais razões pelas quais não se verifica qualquer recessão média após o V-MIS/MIS.

73

Em 2007, Cortellini e Tonetti[71] introduziram a "Técnica cirúrgica minimamente invasiva" (MIST), enfatizando a importância de proteger as feridas e prevenir a formação de coágulos no sangue. Posteriormente, foi introduzida a noção de atribuição de espaço para a regeneração através da MIST modificada (M-MIST, Cortellini et al. 2009).[19] O acesso à papila interdentária associada ao defeito é conseguido através da técnica MIST, utilizando, quer em espaços interdentários amplos,[21,22] a técnica de preservação da papila modificada (MPPT), quer em espaços interdentários estreitos o retalho de preservação da papila simplificado (SPPF) ou o retalho de preservação da papila. [20] (Fig.54,55)

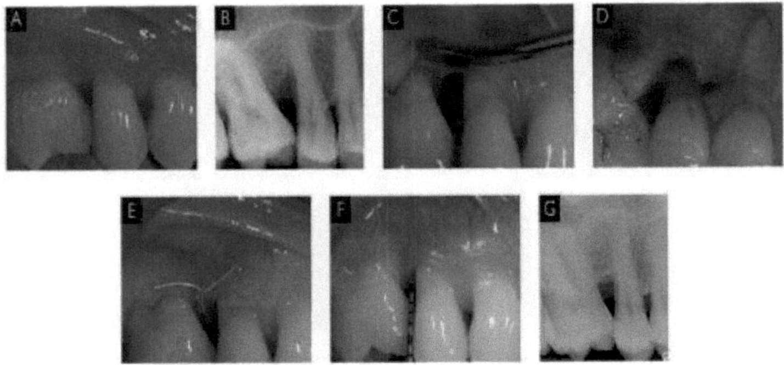

Fig 54. (A) MIST approach to the upper right second premolar presenting with a 9-mm distal pocket. (B) The isolated distal Intrabony defect is 6 mm deep and 40° wide. (C) Access to the defect has been gained through a very short buccal incision and a minimal flap reflection to expose the bone crest of the 3-wall Intrabony defect. (D) The interdental papilla, dissected according to the principle of the MPPT, has been raised toward the palatal side. A short vertical incision has been traced on the mesial edge of the palatal flap to improve flap reflection. (E) A single modified internal mattress suture is positioned to seal the wound, following the delivery of amelogenins. (F) At 1 year, the treated site presents with a 3-mm sulcus. (G) The 1-year radiograph shows the complete resolution of the Intrabony component of the defect.

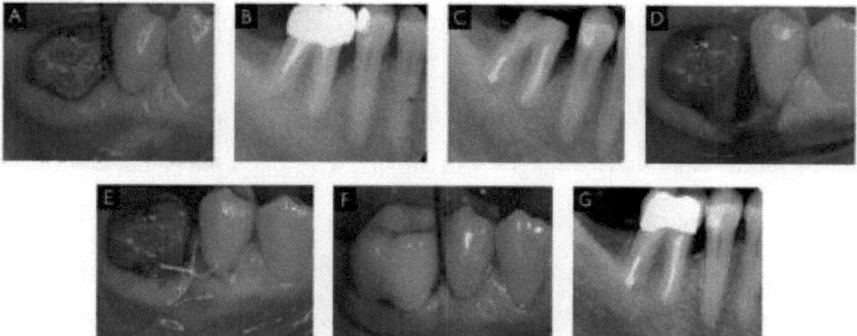

Fig 55. (A) MIST approach to an isolated 8-mm pocket at the mesial aspect of the first lower right molar. (B) The pocket is associated with a narrow Intrabony defect 5 mm deep. (C) Three months before regeneration, endodontic therapy has been provided to treat the periapical lesions. (D) Minimal buccal flap reflection and the elevation of the interdental papilla according to the SPPF design provides full access to the 3-wall Intrabony component. (E) The wound has been stabilized with a single modified internal mattress suture. No regenerative materials have been positioned in the treated site. (F) The 1-year 3-mm sulcus and the definitive crown. (G) The 1-year radiograph shows the resolution of the Intrabony component of the defect and of the periapical lesion.

A MPPT constitui uma incisão horizontal que tem lugar na porção vestibular de uma papila, ao passo que a SPPF é uma incisão diagonal que é traçada com a maior precisão possível até à porção vestibular da papila do cólon.

Técnica de incisão de preservação da papila modificada:

É possível fazer incisões intrasulculares começando pelo lado entre os dentes e movendo-se para as superfícies vestibulares e linguais dos dentes que estão ao lado do defeito. As superfícies vestibulares e linguais são cobertas por pequenos retalhos que são levantados para expor a crista óssea que ainda lá se encontra. Só quando é absolutamente necessário aumentar a reflexão do retalho é que são efectuadas incisões periosteais.

As mini-curetas, bem como as ferramentas eléctricas accionadas por ar comprimido, são utilizadas em conjunto para realizar o procedimento de desbridamento ou aplainamento radicular.

Este tecido mole foi meticulosamente removido para revelar o defeito ósseo.

O ácido etilenodiaminotetracético é administrado na superfície radicular desidratada durante 2 minutos, seguido de um enxaguamento meticuloso, seguido da administração de um derivado da matriz de esmalte na superfície radicular desidratada. Este procedimento de sutura depende da utilização de suturas de colchão internas individuais.

A utilização de um único método MIS foi recomendada por Cortellini e Tonetti (2009)[94] para o tratamento de numerosos defeitos adjacentes. Durante a modificação cirúrgica, o retalho é alargado para abranger todos os dentes que sofrem de anomalias ósseas. O retalho maior é apenas parcialmente espelhado, seguindo os conceitos mencionados anteriormente. Os demais passos do método permanecem inalterados.

M-MIST: Recentemente, Cortellini e Tonetti[19] lançaram o M-MIST. (Fig.56,57) É utilizado um pequeno acesso interdentário e são efectuadas apenas incisões intrasulculares vestibulares. Isto está ligado a uma incisão horizontal da papila feita no lado vestibular, o mais próximo possível da ponta da papila. O pequeno retalho triangular na bochecha é levantado para revelar a crista óssea remanescente na bochecha. Os tecidos papilares permanecem intactos, assegurando a preservação meticulosa do cimento da crista do dente, que é ligado a um aparelho de fixação supracrestal. O acesso à lesão faz-se através da diminuta abertura bucal. Estas mini-curetas são utilizadas para separar cuidadosamente o tecido de granulação, onde o tecido mole que envolve o defeito tem origem no tecido conjuntivo supracrestal papilar. A técnica de sutura baseia-se na utilização de um único ponto de colchoeiro interno modificado. Se necessário, podem ser utilizadas mais suturas para reforçar o primeiro fecho.

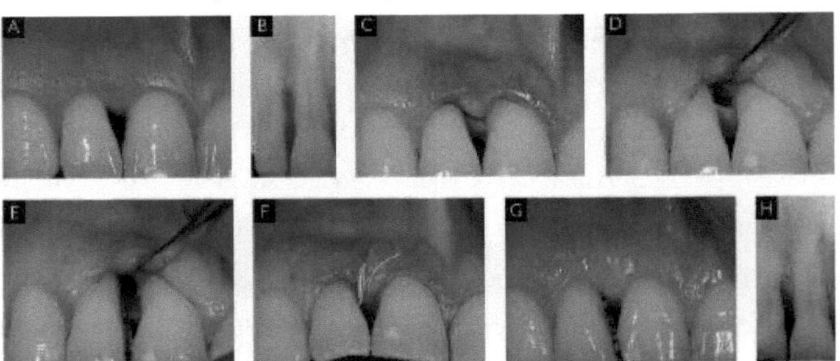

Fig.56 (A) Upper right lateral incisor presenting with an 8-mm mesial pocket accessed with a M-MIST approach. (B) The radiograph shows a narrow intrabony defect. (C) The interdental incision is slightly diagonal (SPPF-like approach). (D) A very tiny buccal flap has been raised to uncover the buccal crest. The interdental papilla has not been elevated and the granulation tissue has been carved away from under the interdental tissues. (E) A 6-mm combined intrabony defect is evident. (F) The surgical wound has been sealed with a single modified internal mattress suture and an additional passing suture. No regenerative materials have been used in this site. (G) The 1-year photograph reporting a 3-mm sulcus and no gingival recession. (H) Radiographic resolution of the defect at 1 year.

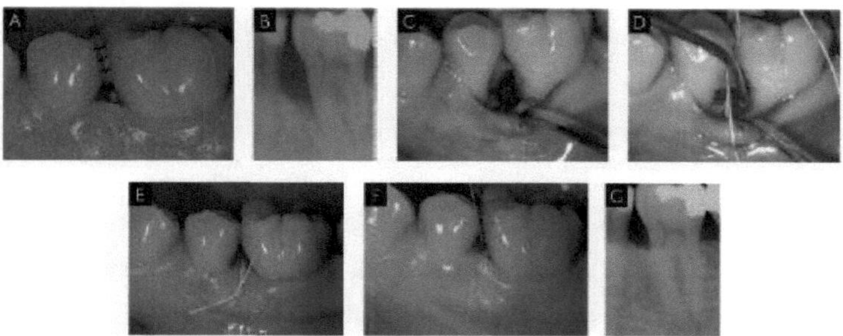

Fig 57. (A) M-MIST approach to a lower left first molar presenting with a pocket 8 mm deep. (B) The radiograph shows a deep and wide intrabony defect. (C) The small triangular buccal flap allows for the debridement of the intrabony component of the defect. The granulation tissues have been dissected and removed from under the interdental papilla that is left untouched. (D) Amelogenins are delivered into the intrabony defect. (E) Single modified internal mattress suture positioned to close the interdental wound. (F) The 1-year resolution of the treated area with a 3-mm sulcus and no gingival recession. (G) The 1-year radiograph shows the complete resolution of the intrabony component of the defect.

Para revelar o espaço interdentário, algumas estruturas papilares interdentárias vão ser expostas. Um componente tanto do MIS como do MIST e obter uma visibilidade desobstruída do defeito intraósseo. No entanto, o M-MIST sugere um método alternativo através do qual o acesso ao defeito é obtido por É necessário levantar um pequeno retalho vestibular sem levantar também a papila interdentária.

A abordagem de retalho único (SFA)

O conceito fundamental subjacente ao SFA envolve a elevação de um retalho mucoperiosteal limitado unilateral para fornecer acesso cirúrgico com base na extensão primária do defeito intraósseo, seja bucal ou oral, preservando os tecidos gengivais adjacentes. Vários benefícios clínicos podem resultar da elevação de um retalho único e limitado para obter acesso ao defeito intraósseo.

Em primeiro lugar, pode otimizar o encerramento da ferida para a cicatrização por intenção primária, facilitando o reposicionamento do retalho e a sutura e fixação do retalho à papila não destacada.

Além disso, a preservação de uma grande quantidade de tecidos moles acima da crista do osso pode levar a uma restauração mais rápida do fluxo sanguíneo local. Adicionalmente, a estabilização da ferida e a manutenção de uma papila interdentária intacta podem ajudar na conservação da estética gengival que foi previamente estabelecida.

A SFA é um procedimento cirúrgico que envolve a criação de um retalho na região bucal sem fazer quaisquer incisões verticais de libertação. As incisões sulculares são feitas ao longo da margem gengival dos dentes dentro da área cirúrgica. A extensão mesiodistal do retalho é restringida para manter a acessibilidade para a instalação de biomaterial ósseo ou membrana, bem como para a remoção cirúrgica de defeitos. [111]

Seguindo o perfil da crista óssea subjacente ao nível da papila interdentária que recobre o defeito intraósseo, é efectuada uma incisão oblíqua ou horizontal na articulação da extremidade. A proximidade da incisão vestibular à base da papila na região interdentária é determinada pela distância entre a ponta da papila e a crista óssea subjacente.

A incisão interdentária é efectuada a uma distância de pelo menos 1 milímetro acima da crista óssea. Isto permite que o cirurgião obtenha uma entrada cirúrgica adequada para a lesão intra-óssea e fornece tecido mole supracrestal intacto suficiente que está ligado à papila oral que não foi cortada, a fim de garantir uma adaptação do retalho e subsequente sutura. [112]Para tratar cada defeito, foi levantado um retalho exclusivamente no lado vestibular, utilizando um elevador periosteal microcirúrgico; a parte oral dos tecidos moles localizados acima da área interdentária não foi afetada. A dissecção de espessura parcial é efectuada especificamente na zona apical do retalho para obter a mobilização adequada do retalho e facilitar a sutura sem qualquer tensão.

Foram utilizados instrumentos manuais e ultra-sónicos para realizar o desbridamento da raiz e do defeito. Após o desbridamento cirúrgico, os defeitos residuais continuaram a ser ocluídos por um coágulo sanguíneo. Para garantir que o retalho vestibular fosse reposicionado para fechar a ferida, foi colocada uma sutura interna horizontal em colchão através do retalho vestibular ao longo da base da papila dentária associada, acima da junção mucogengival.

Foi efectuado um encerramento da ferida entre a área mais coronal do retalho e a parte mais coronal da papila oral para facilitar a cicatrização por intenção primária. Isto foi efectuado para alcançar o resultado desejado de cicatrização da ferida. (Fig. 56)[112]

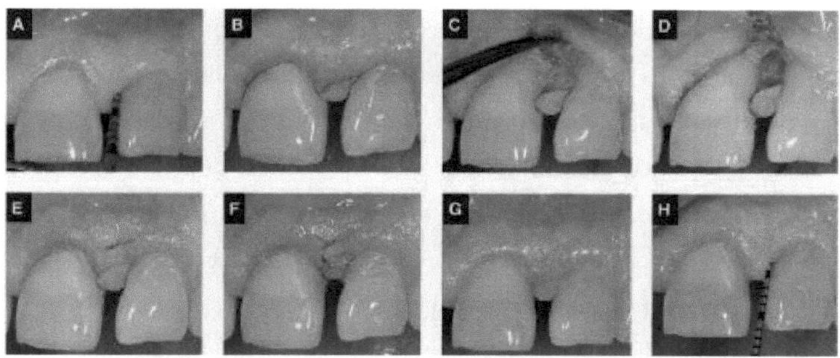

Fig 56. Operative steps to perform surgical access according to the principles of SFA. A) Preoperative bone sounding. B) Oblique or horizontal, butt-joint incision at the level of the interdental papilla. C) Buccal flap elevation with a microsurgical periosteal elevator. The oral portion of the interdental supracrestal soft tissues is left undetached. D) At the completion of intrasurgical debridement, the defect is left filled with a blood clot only or treated by means of a combined graft/GTR reconstructive technique. E) First horizontal internal mattress suture at the base of the papilla. F) Second internal mattress suture (vertical or horizontal) at the most coronal portion of the papilla. G) Suture removal at 2 weeks post-surgery. H) Healing at 6 months post-surgery.

TÉCNICA DA BALEIA

Introduzido por Bianchi & Bassetti em 2009, este tratamento é utilizado para tratar defeitos intra-ósseos extensos na zona estética. Ao manter o tecido interdentário sobre o material de enxerto, esta técnica envolveu a elevação de um grande retalho através da área vestibular até à porção palatina da boca. [113] Duas incisões de espessura total foram feitas verticalmente, começando na linha mucogengival e continuando até a borda distal do dente que estava próximo ao defeito na superfície vestibular. As posições das incisões foram especificamente indicadas. Através do processo de união das margens apicais das duas primeiras incisões com uma incisão em forma de cauda de baleia, acabou-se por criar a incisão horizontal. Foi realizada uma extensão intrasulcular dos bordos coronais da incisão vertical para atingir as porções vestibular, interproximal e palatina do dente que estava relacionado com o defeito. Após a reflexão de um retalho mucoperiósteo de espessura total, desde a face vestibular até a face palatina, o tecido de granulação foi completamente eliminado. Dentro da deficiência, foi implantado cirurgicamente um transplante ósseo. Suturas Ethicon 4-0 não reabsorvíveis foram inseridas ao redor do perímetro da ferida sem tensão, e foram colocadas distantes das margens. [113] (Fig. 57-60)

Vantagens - O acesso optimizado à área do defeito e o posicionamento das margens longe do material regenerativo podem prevenir eficazmente a resposta inflamatória perto do material regenerativo. Isto reduz a probabilidade de colonização bacteriana dos biomateriais, que é uma causa comum de falhas regenerativas. Consequentemente, aumentam as hipóteses de uma absorção bem sucedida do enxerto. [113] Além disso, a gestão da papila interdentária é mais simples e mais cómoda em comparação com a técnica tradicional de preservação da papila. Esta abordagem ajuda a manter o tecido entre os dentes e permite a restauração de uma ligação funcional com resultados estéticos agradáveis. [114]

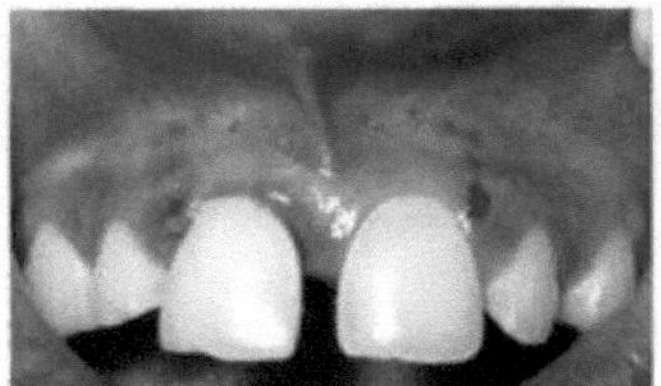

Fig 57. Incision points marked

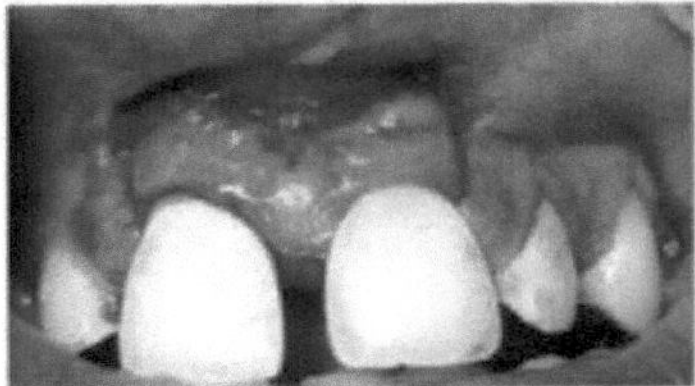

Fig 58. 2 Vertical and 1 horizontal incision

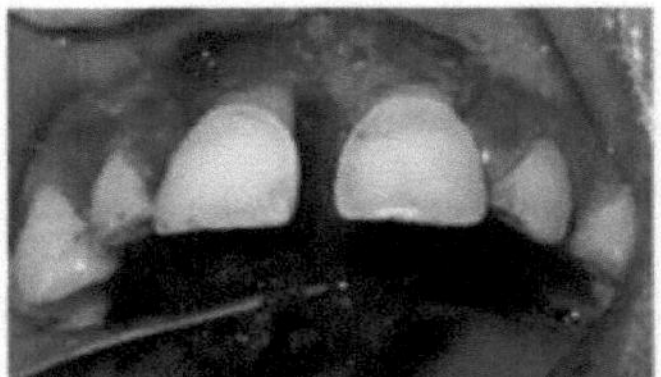

Fig 59. Flap reflected from buccal to palatal aspect

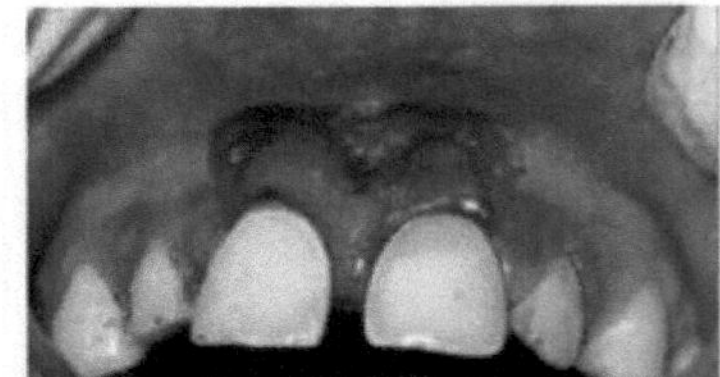

Fig 60. Flap repositioned

TÉCNICA DA BALEIA MODIFICADA

O procedimento da cauda de baleia modificado é empregue para obter um encerramento completo e estimular o recrescimento de uma deficiência no osso entre os dentes. Foram efectuadas duas incisões em forma de crescente em ambos os lados do frénulo. As extensões mediais das incisões semilunares excisaram apenas a base da inserção do frênulo, garantindo a fixação contínua do retalho. O corte foi alongado para o final e prosseguiu como cortes dentro da fenda gengival nos lados exterior, entre dentes e interior dos dentes anteriores. Este procedimento envolveu a separação do retalho da gengiva que está ligada à bochecha, resultando na criação de um retalho largo e espesso, mantendo a papila intacta. Ao levantar o retalho desde o interior da bochecha até ao céu da boca, é possível ver o defeito no interior do osso. O defeito foi submetido a um procedimento completo de curetagem e alisamento radicular. Após a modificação da raiz com cloridrato de tetraciclina, foi utilizado um material de enxerto feito de hidroxiapatite porosa e vidro bioativo para preencher o defeito. Reposicionamento e sutura do retalho sem tensão. Além disso, foi executada uma frenotomia para reposicionar a ligação frenal anómala. [115] (Fig. 61-63)

Vantagens - Ao utilizar uma incisão localizada longe do defeito ósseo e ao melhorar a aproximação da margem do retalho, o risco de deiscência do retalho foi diminuído. Consequentemente, a utilização de suturas posicionadas longe do defeito pode ter reduzido ainda mais a probabilidade de colonização bacteriana do defeito ósseo em cicatrização. A colocação do retalho requer apenas suturas perimetrais para estabilização; não são necessárias suturas ao nível das papilas. Este facto elimina a possibilidade de os materiais de sutura sofrerem um "efeito de absorção". [115]

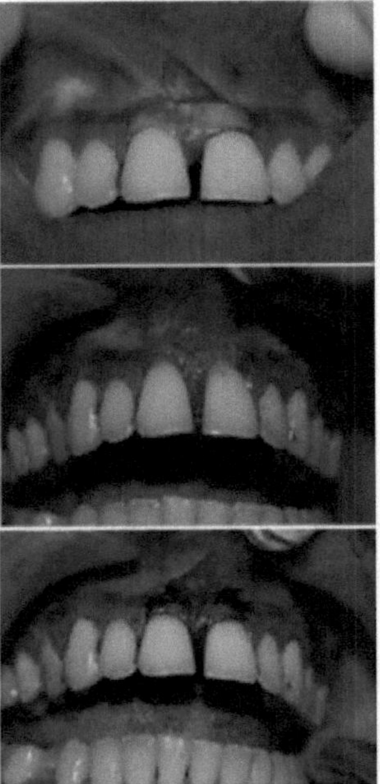

Fig. 61. Initial two semilunar incisions

Fig. 62. Alloplastic graft placed

Fig. 63. Flap sutured

MIS PARA O ENRAIZAMENTO

A recessão gengival refere-se ao processo pelo qual ocorre o deslocamento apical do tecido gengival que está próximo da junção cemento-esmalte (JCE) dos dentes com esta condição. A cirurgia plástica periodontal ou mucogengival é realizada para obter cobertura radicular em áreas de recessão gengival e/ou para aumentar a quantidade de gengiva aderida. [116]

A recessão gengival pode ser atribuída a uma variedade de factores, incluindo a adesão excessiva às rotinas de higiene oral, tratamento ortodôntico anterior e/ou um historial médico de doença periodontal. [117]

Adicionalmente, os indivíduos podem estar predispostos à recessão gengival devido a factores anatómicos, incluindo um fenótipo gengival fino, tecido queratinizado insuficiente, mau posicionamento do dente dentro de corticais ósseas estreitas contendo falhas de fenestração e deiscência, a arcada dentária e raízes dentárias vestibulares grandes são características importantes. [118-121]

As indicações para a correção cirúrgica da recessão incluem a prevenção de cáries radiculares, considerações estéticas e hipersensibilidade radicular.[119] A prevalência de recessões mucogengivais aumenta com a idade; de acordo com um estudo, foi observada uma falha de recessão em participantes com 35 anos de idade ou mais aquando da apresentação em 99.7% dos casos.[122] Os métodos convencionais de correção, tais como Existe um conjunto substancial de investigação que apoia a utilização de retalhos de envelope, retalhos pediculares e retalhos avançados coronalmente (CAFs), independentemente da presença de um enxerto de tecido conjuntivo subepitelial (SCTG).[123] Atualmente, existe uma inclinação crescente para métodos cirúrgicos minimamente invasivos que têm o potencial de produzir resultados estéticos satisfatórios, minimizando a morbilidade do doente.

TÉCNICA SEMILUNAR

No procedimento semilunar, que foi relatado pela primeira vez por Tarnow em 1986,[124] esta incisão recortada é criada dentro da gengiva anexada, para além da mucosa alveolar. Esta incisão é efectuada de uma forma paralela ao bordo gengival dos dentes próximos que têm problemas de recessão (Fig. 64).

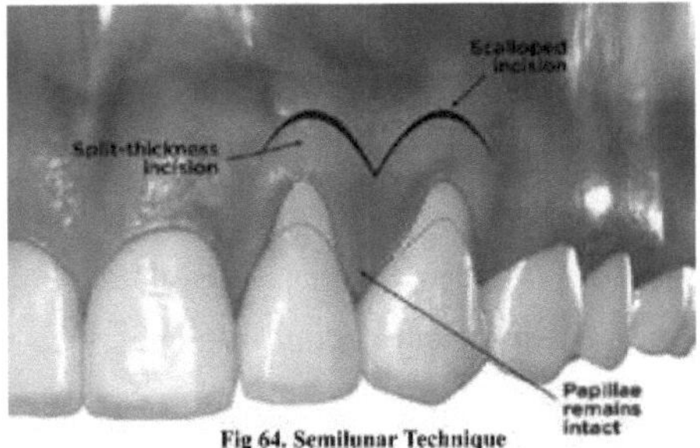

Fig 64. Semilunar Technique

Na direção coronal, a incisão pára entre os dentes. No entanto, uma porção de 2 mm do tecido gengival junto à área danificada não é perturbada, de modo a garantir um fornecimento de sangue suficiente ao retalho. De seguida, em cada um dos dentes danificados, é efectuada uma incisão sulcular de espessura parcial e é utilizado um retalho de espessura parcial para ligar a incisão semilunar original à incisão sulcular. Colocação do retalho mobilizado em posição coronal para ocultar as recessões indesejadas, assegurando que a parte inferior do retalho está em contacto com o osso e não com a superfície da raiz. Para garantir a formação de um coágulo e a estabilidade do retalho, é aplicada uma pressão firme para o manter em baixo durante 5 a 10 minutos, utilizando uma gaze húmida. Em vez de utilizar suturas para fixar o retalho, utiliza-se a segunda intenção para facilitar o processo de cicatrização da incisão semilunar.[124]

- Defeitos de recessão da classe I de Miller,[125] Os problemas de recessão maxilar, em que a gravidade reforça a localização do retalho coronal, estão incluídos nesta categoria.[124,126]
- Casos em que existe tecido queratinizado suficiente.[124]
- Casos em que o fenótipo gengival é espesso.[124,126]

Advantages of the semilunar technique :

A preservação das papilas, a ausência de tensão do retalho aquando da deslocação coronal e outros factores semelhantes estão entre eles, bem como o aumento da largura do tecido queratinizado, a ausência de encurtamento do vestíbulo e a redução da morbilidade do doente em resultado da ausência de um local de tecido dador. [124,127]

Disadvantages of the semilunar technique

As desvantagens são a possibilidade de desenvolvimento de cicatrizes e, em comparação com as técnicas mucogengivais alternativas, o procedimento produz uma cobertura completa das raízes mais incerta a longo prazo. [128] Esta deficiência final pode ser potencialmente atribuída à instabilidade do retalho, que, por sua vez, induz a contração da ferida.

TUNNELING TECHNIQUE

A abordagem de tunelização foi apresentada pela primeira vez por Allen no ano de 1994, e foi depois adoptada por Zabalegui et al no ano de 1999, respetivamente. [129,130]São efectuadas incisões intra-sulculares à volta dos dentes com recessão gengival para iniciar a técnica. Posteriormente, é efectuada uma dissecção de retalho de espessura parcial para estender estas incisões até à junção mucogengival.

Sem libertar as papilas interdentárias, a partir destas dissecções de espessura parcial, forma-se uma continuidade, resultando na formação de um "túnel" ou "leito recetor multi-envelope" que inclui todos os dentes que foram afectados pela recessão. (Fig.65) Para conseguir a cobertura da recessão, o material de enxerto é introduzido no túnel através de uma incisão intrasulcular e, posteriormente, fixado no local pretendido com suturas. De seguida, são utilizadas suturas para segurar o retalho do túnel mobilizado sobre o material de enxerto, depois de este ter sido reposicionado coronalmente. Para obter bons resultados, o retalho adaptado coronalmente deve envolver totalmente o enxerto, caso seja utilizada uma alternativa de tecido mole. É possível que uma pequena porção do enxerto fique a descoberto em relação ao retalho reposicionado coronalmente se for efectuado um transplante de células estaminais (SCTG).[129,130]

1. As falhas de recessão são classificadas como Miller classe I, classe II e classe III[129,130]
2. Múltiplos defeitos de recessão gengival adjacentes. [129]
3. Defeitos em zonas esteticamente significativas. [131]

Vantagens: Complicações pós-operatórias mínimas, cicatrização rápida, cicatrização mínima e, mais importante, preservação da cicatriz da papila

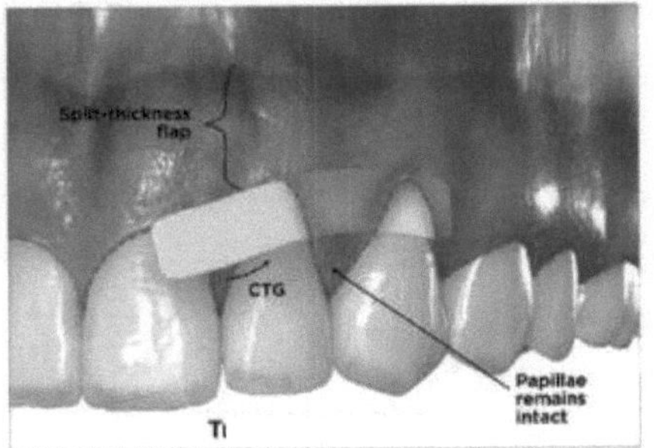

Fig 65. Tunneling Technique

Limitações - Deve ter-se extremo cuidado para evitar a perfuração do retalho gengival, o descolamento do retalho das papilas interdentárias e o estabelecimento de um único plano de dissecção.[130] Além disso, o processo de introdução de enxertos através dos sulcos gengivais pode colocar desafios e exigir uma quantidade significativa de tempo. [130,132]

MÉTODO DE TUNELAMENTO MODIFICADO

A descrição de Mahn em 2001 marcou a introdução da técnica de tunelização modificada, que foi desenvolvida para resolver as deficiências do método original. [132] Esta abordagem é bastante semelhante à técnica de tunelização; no entanto, difere na medida em que requer a inserção, em cada extremidade do retalho em túnel, de 2 incisões de libertação vertical (VRIs). Estas incisões ajudam na colocação do enxerto e no avanço do retalho coronal (Fig. 66). Uma base mucosa trapezoidal mais larga é produzida como consequência das VRIs, que começam na área média ou apical das papilas interdentais e se estendem até à mucosa bucal. De seguida, é cosido um tecido mole substituto no leito do túnel corrigido. O retalho é então recolocado no topo do leito do túnel e é utilizado um método de sutura de colchão vertical para o suturar no lugar sobre o enxerto correspondente. [132]

Foram efectuadas diversas modificações à técnica de tunelização modificada desde a sua criação. Foram utilizadas diferentes abordagens para modificar o número e a localização das VRIs, determinar o local ideal para a correção, preparar o retalho, utilizar materiais de enxerto ou membrana, incorporar agentes de biomodificaçãc e realizar a técnica de sutura coronalmente avançada.

Indicado: Destinado a corrigir vários problemas de recessão gengival que se encontram próximos uns dos outrcs na zona estética,[133] também está a mostrar evidências que indicam que tem sido eficaz na correção de defeitos de recessão classe I, classe II e classe III de Miller. [132,134]

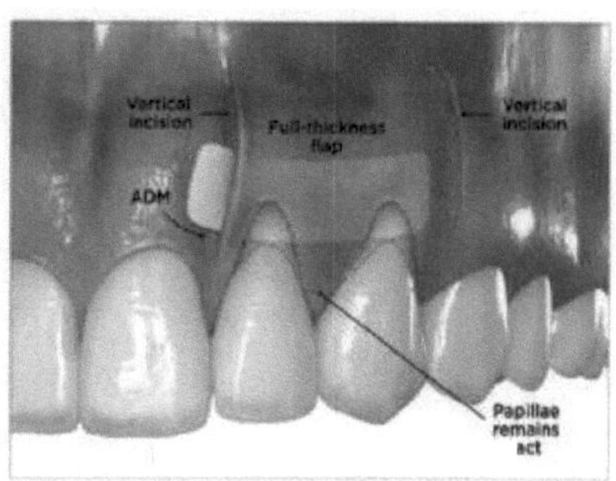

Fig 66. Modified Tunneling Technique

As vantagens são a preservação das papilas,[132] e as incisões feitas verticalmente melhoram o acesso ao conduto para permitir a implantação do enxerto e o exame visual direto dentro do substrato de tecido para identificar marcas de tecido. [132,135] A sua utilização foi alargada para abranger circunstâncias clínicas que eram historicamente consideradas difíceis para o método de tunelização. [132,135] Por exemplo, pode ser aplicado em regiões gengivais. Isto deve-se ao facto de ser consideravelmente menos sensível à técnica, com uma maior mobilidade do retalho e menos rasgamento do retalho/abaulamento. Onde a queratinização é insuficiente.[136] No entanto, a técnica de tunelização modificada continua a ser um processo relativamente trabalhoso.[135]

TÉCNICA DE ACESSO AO TÚNEL SUBPERIOSTEAL POR INCISÃO VESTIBULAR (VISTA)

Zadeh apresentou originalmente uma explicação do método VISTA em 2011.[137] O procedimento começa com a realização de uma incisão de acesso vertical em tecido não queratinizado através da espessura total vestibular (Fig. 67). Uma incisão precisa é realizada para criar um túnel subperiosteal, que é então originado além da borda mucogengival e se espalha através dos sulcos gengivais dos dentes que foram afetados. Com o objetivo de permitir o avanço do retalho, as papilas interdentárias ficam parcialmente divididas, mas não totalmente separadas umas das outras. Segundo Zadeh, é utilizada uma membrana de colagénio que pode ser absorvida pelo organismo. Esta membrana é embebida com um tipo específico de fator de crescimento denominado fator de crescimento derivado de plaquetas humanas recombinantes (rhPDGF-BB). A fim de proporcionar proteção, é colocada no interior do túnel e nas zonas próximas da recessão gengival. A membrana, juntamente com a camada de tecido que a cobre, é depois deslocada pelo menos 2 mm em direção à coroa do dente e fixada através de uma técnica de sutura que a fixa no local. De seguida, para facilitar a cicatrização das feridas e a vascularização da região, é colocada uma matriz constituída por fosfato beta-tricálcico (ß-TCP). Esta encontra-se no interior do osso alveolar, assim como a membrana que é fixada. Por fim, são utilizadas suturas interrompidas para fechar a incisão efectuada para o procedimento de acesso vertical.[137] Comparável à abordagem de tunelização modificada, a técnica VISTA tem sido utilizada numa série de iterações ao longo dos anos. Os parâmetros-chave propostos incluem o local, a preparação do retalho, a colocação da incisão de acesso, a seleção do enxerto, juntamente com o método de sutura ancorado coronalmente, que influenciam estas variações.

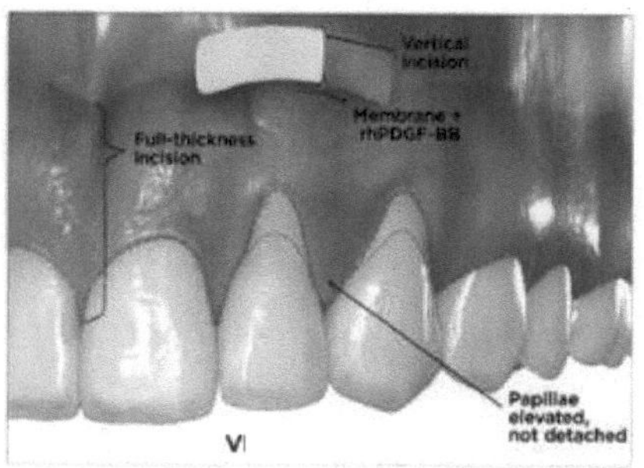

Fig 67. VISTA TECHNIQUE

Indications for the VISTA technique

Isto inclui defeitos de recessão da classe I, II e III de Miller,[137-139] , numerosas falhas de recessão gengival que estão próximas umas das outras[137-138] defeitos na zona estética,[137] aumentos e melhorias dos tecidos moles na região estética que são efectuados em redor dos implantes dentários. [140]

Vantagens:

Incluem o fornecimento de um acesso cirúrgico mais amplo, a redução da tensão do retalho e a redução do trauma cirúrgico na gengiva. Além disso, no que diz respeito ao local da cirurgia, é menos provável que o fornecimento de sangue seja perturbado por uma incisão vertical. Além disso, a redução do micromovimento das margens gengivais leva a uma diminuição da formação de tecido cicatricial, a melhores resultados estéticos e a resultados favoráveis a longo prazo. [137]

Limitação desta técnica no que diz respeito à necessidade de ter uma profundidade vestibular suficiente para efetuar o processo necessário. [141]

TÉCNICA DE VISTA MODIFICADA

A técnica M-VISTA (Modified-Vestibular Incision Supra-Periosteal Tunnel Access) foi inicialmente descrita por Lee et al em 2015[140] e foi proposta para evitar as potenciais complicações decorrentes da utilização de técnicas de tunelização. A técnica M-VISTA utiliza um design de retalho supra-periosteal em oposição à abordagem subperiosteal original.

Foi efectuada uma frenectomia através da criação de uma incisão triangular com um bisturi equipado com uma lâmina 15c. A incisão tecidular foi efectuada para ter acesso à região da face e para gerar um retalho de espessura dividida utilizando uma faca intrasulcular eliminando a ponta de Allen com uma faca Orban modificada de Allen supraperiostealmente. O túnel de dissecção foi estendido na direção do sulco gengival, assegurando ao mesmo tempo que o retalho permanecia intacto sem quaisquer perfurações. Para proteger o material de enxerto previamente inserido e melhorar o fornecimento de sangue, o periósteo foi mantido intacto na superfície óssea da placa facial.[129] Posteriormente, uma sonda periodontal é utilizada para avaliar a viabilidade de mover o retalho 2 mm mais perto da JCE dos dentes vizinhos, a fim de acomodar o crescimento excessivo de tecido mole. Foi utilizada uma técnica de 2 incisões para colher um enxerto de tecido conjuntivo do palato, depois de o leito recetor ter sido preparado.[142] (Fig. 68-71) As suturas interrompidas (Vicryl 5-0, Ethicon) foram utilizadas para estabilizar o enxerto no periósteo, depois de ter sido colocado sob o retalho do túnel. Subsequentemente, com a utilização de uma sutura sling modificada (Vicryl 5-0), o retalho de espessura dividida foi movido para a frente em dois milímetros coronalmente à JCE dos dentes que se encontravam junto a ele. O enxerto subjacente foi fixado apertando a gengiva vestibular no meio, em vez da gengiva interdental. Na área onde foi realizada a frenectomia, uma parte do enxerto foi deixada exposta.

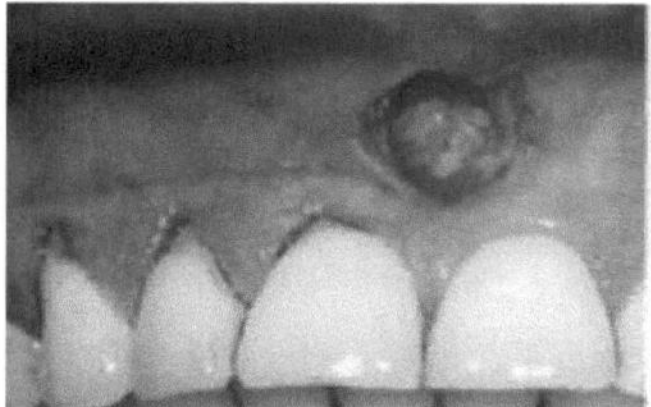

Fig 68. Frenectomy & sulcular incision

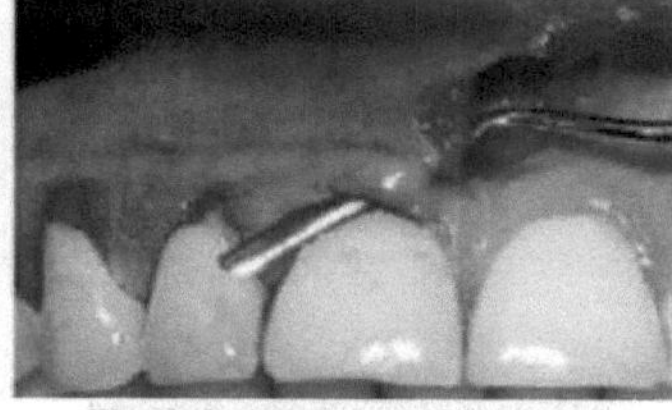

Fig 69. Supra-periosteal Tunneling

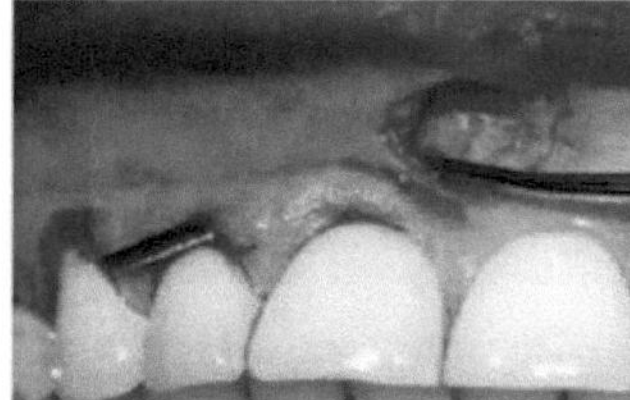

Fig 70. Tension free flap

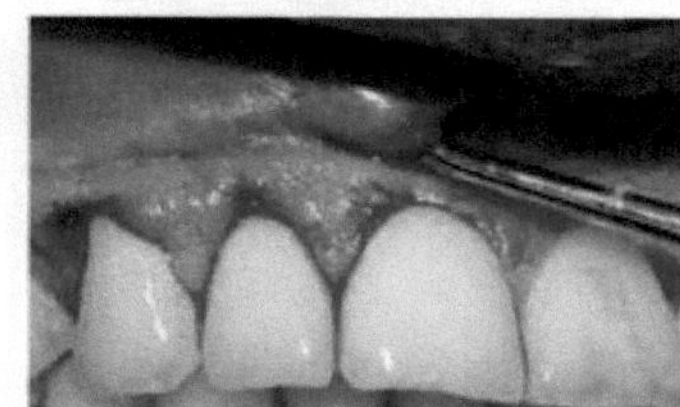

Fig 71. Procuring CTG

Vantagens: a vascularização do osso facial é preservada e a perda óssea adicional é evitada pelo facto de o periósteo permanecer intacto.[140,129,143] A incorporação do SCTG entre duas superfícies ricas em vascularização facilita a reperfusão imediata e a sobrevivência do enxerto, resultando numa mistura ideal de tecidos em termos de cor e textura. [129,144]Além disso, a investigação sugeriu que a lâmina própria é constituída por informação genética que regula a queratinização da superfície que a cobre.[145] Para garantir o sucesso do M-VISTA, a dissecção supra-periosteal é essencial, pois evita a tensão sobre a margem gengival posicionada coronalmente e mantém a integridade papilar.

Limitações: O risco de perfuração do retalho está presente no biótipo muito fino, e há casos de vestíbulos encurtados.

LINGUAL INCISION SUBPERIOSTEAL TUNNEL ACCESS

Foram efectuadas incisões intrassulculares à volta do dente afetado, utilizando lâminas microcirúrgicas e facas de tunelização especialmente concebidas, após uma incisão de acesso lingual à mucosa (Fig. 72). Através desta incisão foi estabelecido um túnel mucoperiosteal, que revelou a placa óssea facial e a deiscência radicular. Usando as mesmas facas de tunelização, este túnel foi estendido pelo menos um ou dois dentes para além dos dentes que necessitavam de cobertura radicular para mobilizar as margens gengivais e facilitar o reposicionamento coronal. Além disso, o túnel subperiosteal foi estendido interproximalmente sob cada papila até à extensão do espaço de embrasure, sem a necessidade de quaisquer incisões superficiais através da papila. Por fim, as papilas interdentárias foram suavemente minadas com uma faca de tunelização especificamente concebida para conseguir a mobilização completa do retalho. Foi utilizada uma técnica de incisão única para colher um enxerto de tecido conjuntivo palatino com 1 a 1,5 mm de espessura, após a preparação do túnel. A localização do dador foi posteriormente selada com um penso adesivo de cianoacrilato. Estes enxertos foram extraídos através do túnel com suturas básicas ou apenas com uma técnica de colchão, sendo posteriormente fixados à superfície interior do retalho do túnel. O enxerto foi posteriormente fixado utilizando uma técnica de sutura dupla cruzada concebida por Otto Zuhr, quer na junção cemento-esmalte quer 1 mm abaixo dela (Figura 73).[146] Foi tomado um cuidado especial para proteger estes tecidos papilares interdentários para evitar que fossem perturbados. O complexo mucogengival foi movido para cima e fixado no seu novo lugar, utilizando a técnica de sutura ancorada coronalmente. Esta técnica envolve a colocação de uma sutura de colchão horizontal num ponto 2 a 3 mm apical à margem gengival de cada dente (ou dentro da faixa de gengiva queratinizada).

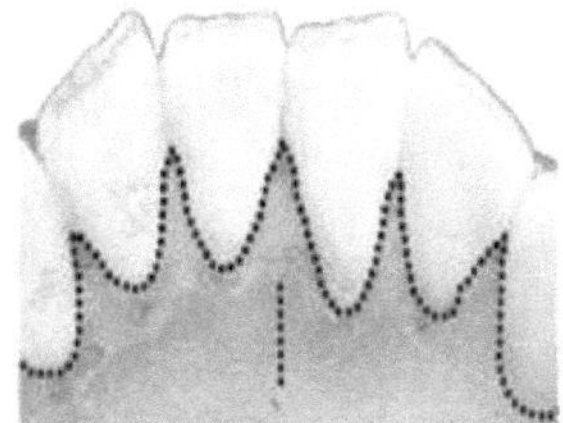

Fig 72. Intrasulcular incision

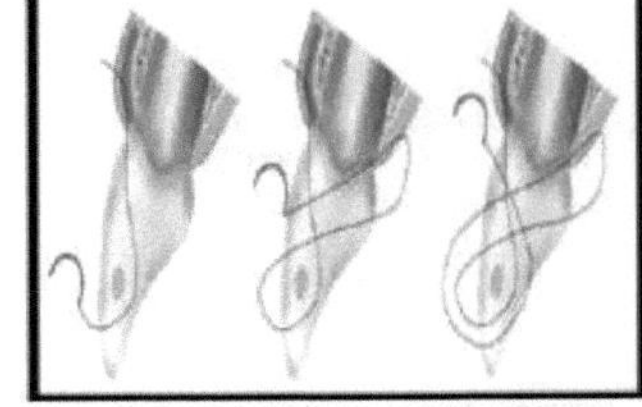

Fig 73. Suture technique by Otto Zuhr

Vantagens: O acesso a uma região completa pode ser obtido com uma única incisão lingual, o que permite a inspeção visual do osso alveolar subjacente, bem como da deiscência radicular. Através da utilização da incisão remota, o potencial para causar danos na gengiva que rodeia os dentes que estão a ser tratados é drasticamente reduzido. [137] A dissecção subperiosteal é essencial para o sucesso do LISTA, uma vez que reduz a tensão da margem gengival durante o avanço coronal e mantém a integridade anatómica das papilas interdentárias, evitando a reflexão papilar. [137]

Limitações: O dentista deve possuir um elevado nível de conhecimento anatómico e experiência para realizar a incisão e sutura do enxerto. A higiene pós-operatória é também um fator limitante.

A técnica do túnel de espessura mista (MiTT)

A técnica MiTT é um método direto e eficiente para a realização de cirurgia minimamente invasiva. É uma escolha viável para o tratamento da RC, com uma elevada taxa de sucesso, para além de manter um aspeto apelativo, a previsibilidade é essencial.

1) É efectuada uma incisão vertical na mucosa, aproximadamente 1-2 milímetros acima da JMg, ao lado da base da papila (ver Figura 74D). Aconselha-se a realização de duas incisões verticais em casos de recessões múltiplas.

2) A mucosa é inicialmente descolada da musculatura em um desenho dividido (Fig.74E [cor azul]-G), apicalmente à JMg, empregando certos instrumentos de túnel para evitar que ocorra tensão durante a progressão da coroa. Todos os dentes vizinhos foram registados.

3) É permitida a realização de incisões intra-sulculares, embora não seja necessário administrá-las, o que pode implicar a extração de até um dente adjacente (Fig. 74H). Isso pode simplificar o processo de conexão do túnel. Não deve haver danos à margem gengival em nenhum momento.

4) O túnel de espessura total é levantado por acesso subperiosteal a partir da JMg, que envolve um dente adjacente, de modo a preservar a vascularização local (Fig. 74C [cor amarela], 74I).

5) Com o objetivo de confirmar a separação do tecido na região do sulco gengival (margem gengival livre) e na base da papila (Fig. 74I), mantendo a ponta da papila.

6) Imediatamente após a colheita da CTG, esta será colocada no local alvo através de uma incisão linear ou intrasulcular. (Fig.74 J-K).

7) O CTG será modificado para abranger a recessão (Fig.74L) e deve ser movido coronalmente pelo menos 1 mm acima da JCE.

8) De seguida, o MiTT deve ser suturado com a técnica de eleição. As suturas interrompidas são recomendadas para a estabilização dos tecidos moles, podendo ser utilizadas em conjunto com outros materiais, como a cola biológica.

Vantagens: (1) Melhoria da vascularização dos tecidos; (2) Redução do perigo de fenestração em situações em que a espessura do tecido é fina; (3) A cicatrização pós-operatória é reduzida, preservando a estética; (4) Evita-se o uso de retalho, o que aumenta a previsibilidade do resultado estético; (5) Maior mobilidade do tecido pode ser conseguida através da utilização de um desenho de descolamento dividido na área apical à MGJ; (6) Trauma cirúrgico mínimo; (7) Não há comprometimento da integridade das papilas que estão envolvidas; (8) O enxerto está seguro e contido no local recetor.

Limitações: (1) O vestíbulo pode ser difícil de navegar devido ao seu comprimento reduzido; (2) Existe uma sensibilidade técnica inerente.[147]

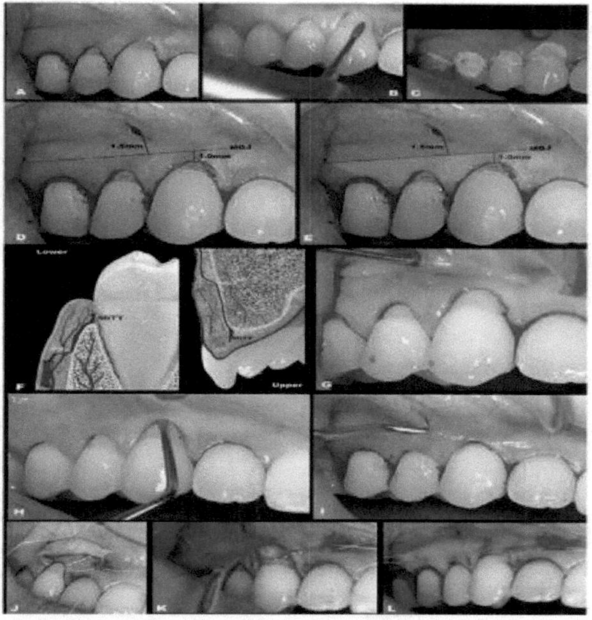

Fig 74. A. (initial presentation) B. teeth preparation with Perio Set bur C. Enamel Matrix Derivative (EMD) was applied D. distance from the MGJ to the vertical incision (between 1 and 2mm) E. first recommended area to work (apical to MGJ), in blue color; and the second region localized coronal to the MGJ, in yellow color F. tunnel preparation with MiTT (blue line), keeping the vascularization G. mucosa detachment, with split and superficial approach H. intrasulcular incisions, which are not mandatory I. full (subperiosteal) detachment of the soft tissue (instrument deeply positioned), reaching the gingival margin and base of the papilla J. (CTG), which will be inserted in the site receptor K. both sides of the CTG already inserted L. CTG in position, using two sutures, one in the mesial and another for the distal. After, through the sutures, the CTG will be positioned 1mm coronal to the cement-enamel junction (CEJ) and stabilized.

TÉCNICA PINHOLE

A mais atual das técnicas é a técnica pinhole, que foi apresentada pela primeira vez por Chao no ano de 2012, das técnicas minimamente invasivas utilizadas para cobertura de recessão em procedimentos de CAF. [148] A técnica envolve a realização de uma pequena incisão horizontal, medindo de 2 mm a 3 mm, no tecido da mucosa. Essa incisão é comumente conhecida como incisão "pinhole" e é feita próxima à base desse vestíbulo, logo acima dos dentes que precisam ser cobertos por recessão. Através da incisão, são colocados

95

dispositivos especializados para manipular um retalho que inclui todas as camadas de tecido. Este retalho é depois expandido para separar o tecido gengival entre dois dentes que se encontram junto ao local onde a gengiva recuou. Posteriormente, pequenas tiras de enxerto são colocadas através da pequena incisão efectuada pelo alfinete e firmemente embaladas nos espaços abaixo da linha da gengiva, bem como por baixo das papilas e do tecido mole marginal. Não são necessárias suturas; no entanto, é aconselhável aplicar uma pressão digital firme durante cinco minutos após a colocação do material. Finalmente, a incisão pinhole é deixada cicatrizar naturalmente sem necessidade de sutura.

Indicações: A zona estética tem muitos defeitos de recessão gengival que estão próximos uns dos outros. Estes defeitos incluem aqueles que se enquadram nas classes I, II e III de Miller. [148,149]Esta técnica é relativamente nova e, como resultado, existe uma quantidade limitada de evidências de apoio na literatura.

Vantagens: morbilidade pós-operatória mínima, cicatrização rápida, bons resultados estéticos e ausência da necessidade de suturas.[148,149]

As limitações deste procedimento incluem a necessidade de instrumentos especializados, uma curva de aprendizagem necessária e resultados menos óptimos na mandíbula em comparação com a maxila. Isto deve-se a determinados factores que são mais favoráveis na arcada maxilar, incluindo a amplitude do tecido queratinizado e a estrutura do tecido papilar, entre outras características.[148,149]

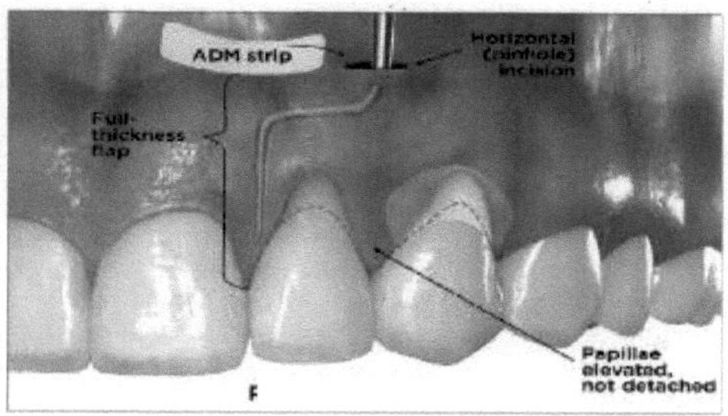

Fig 75. Pinhole Technique

------------- = Sulcular incision

------------- = Coronally advanced flap

------------- = Internal bevel incision

ADM = acellular dermal matrix

CTG = connective tissue graft

rhPDGF-BB = recombinant human platelet-derived growth factor-BB

Comparative illustrations of minimally invasive CAF surgical techniques for the correction of gingival recession defects based on review of original articles describing the semilunar, tunneling, modified tunneling, VISTA, and pinhole techniques.

MIS PARA ENXERTOS DE TECIDOS MOLES

A utilização de enxertos de tecidos moles é recomendada com o objetivo de cobrir raízes expostas e locais com gengiva inadequadamente ligada que estão a ser aumentados. Nos últimos 50 anos, as técnicas de enxerto cirúrgico sofreram uma transformação para um método minimamente invasivo. Este método envolve a utilização de tecido dador de aloenxerto e melhorias na preparação do local recetor, em oposição à remoção de tecido do palato para estudo. É possível tratar vários dentes numa única consulta com aloenxertos, o que é um benefício distinto que os diferencia de outros procedimentos dentários, independentemente da quantidade de tecido palatino disponível. No processo de preparação, parece haver uma tendência para abandonar os habituais arranjos a céu aberto e adotar outros métodos no local recetor, técnicas mais avançadas, como retalhos com aberturas envolventes sem incisões verticais, túneis com incisões apenas sulculares e incisões verticais. Além disso, tem-se verificado uma transição da utilização de enxertos totalmente expostos para a utilização de enxertos parcialmente protegidos pelo retalho do local recetor. Nesta última abordagem, o enxerto do retalho da zona recetora é coberto pela colocação de uma forma coronal. No que diz respeito à localização do recetor, parece ter havido uma mudança em relação aos procedimentos convencionais de sítio aberto, o que resultou numa melhor antecipação do recobrimento radicular e numa maior satisfação do paciente. [150]

As indicações para o enxerto de tecido mole são as seguintes: para cobrir superfícies radiculares expostas e para aumentar a zona de gengiva aderida à volta dos dentes. A gengiva que se estende através da junção mucogengival (MGJ) em direção ao fundo do sulco gengival numa direção coronal é referida como gengiva aderente. A camada de proteção é muito resistente aos danos físicos causados pela mastigação típica e pelas práticas de higiene dentária. É constituída por um forte tecido conjuntivo colagénio que está firmemente ligado ao dente e ao osso circundante. [150]

O enxerto de tecidos moles tem sido sugerido com o objetivo específico de fornecer cobertura para raízes expostas. Em circunstâncias específicas, é possível aumentar simultaneamente a zona de gengiva anexa e cobrir as raízes. Um dos numerosos problemas que as raízes expostas apresentam para o paciente é uma maior vulnerabilidade à cicatrização cervical, bem como a sensibilidade da raiz e da estética. Nas áreas em que não houve destruição do osso ou do tecido mole entre os dentes durante o processo, é possível obter uma restauração completa do tecido gengival com um tamanho de gengiva melhorado, restaurando assim a estética, a função e o conforto.[151] O recobrimento parcial da raiz é algo que pode ser realizado em áreas onde há falta de tecidos interdentários, juntamente com um aumento das dimensões gengivais para evitar mais recessão. [151]

EVOLUTION OF SOFT TISSUE GRAFTING

Os enxertos gengivais livres (FGGs), que foram as primeiras técnicas de enxerto de tecidos moles, foram bem sucedidos no aumento da quantidade de gengiva, o que era comummente referido como "ganho de tecido queratinizado". No entanto, eram menos eficazes na cobertura de raízes expostas e era necessário um local doador palatino que incluísse uma combinação de tecido conjuntivo juntamente com epitélio para os procedimentos cirúrgicos. Por este motivo, não obtiveram tanto sucesso. O problema do recobrimento radicular foi abordado durante o procedimento cirúrgico conhecido como "enxerto de tecido conjuntivo subepitelial" (CTG) e foi desenvolvida uma técnica de colheita interna menos invasiva para o enxerto, com o objetivo de adquirir tecido de dador palatino. Ambos os procedimentos foram realizados com o objetivo de obter tecido palatino. Para a realização do primeiro método de preparação do sítio recetor da FGG, foi necessário gerar um leito vascular. Para isso, foi manipulado e removido um retalho de tecido localizado acima do periósteo da região a ser enxertada. Por outro lado, a CTG manteve o retalho refletido e utilizou-o para ocultar parcialmente o enxerto. Atualmente, existe uma mudança nas técnicas de enxerto de tecidos moles para métodos menos invasivos. Isto implica evitar incisões verticais e utilizar substitutos para o tecido do dador palatino. Estes avanços resultam num processo de recuperação mais confortável para o doente.

Esta tendência é impulsionada pelo FGG, que foi inicialmente introduzido no início da década de 1960,[152,153] ofereceu um procedimento para gerar uma área contínua de tecido gengival interligado dentro das áreas da cavidade oral que revelaram uma escassez de gengiva é descrito abaixo. Durante o período de tempo em que a gengivectomia permaneceu um método padrão para eliminar bolsas periodontais; no entanto, a remoção da gengiva levou tipicamente à perda de uma zona protetora suficiente de gengiva marginal espessa. Esta era uma consequência comum do procedimento. Este facto tem sido uma ocorrência comum. Durante esse período de tempo, esta técnica foi implementada. Nessa altura, acreditava-se que a escovagem vigorosa dos dentes induzia o crescimento de nova gengiva. Na realidade, o ligamento periodontal é a fonte do novo tecido marginal queratinizado mínimo que normalmente se desenvolve. Os resultados desfavoráveis da gengivectomia foram reconhecidos, o que levou ao estabelecimento de métodos de retalho que garantem que a gengiva permanecerá intacta. O FGG evoluiu para um método que foi utilizado frequentemente com o objetivo de tratar deficiências criadas cirurgicamente e de aumentar locais naturalmente deficientes. [152,153]

Deve ser estabelecido um leito recetor vascular aberto para o FGG, sendo necessário remover a cobertura superficial do tecido do dador palatino que tem entre um e dois milímetros de espessura. Todo o epitélio e o tecido conjuntivo são retirados do paciente. Durante o processo de sutura do tecido dador em todo o leito recetor, a localização do dador palatal do doente recupera como um segundo objetivo. Como resultado da localização do dador palatino, o doente experimenta sentimentos de ansiedade e angústia. No início, a FGG não era uma técnica que pudesse ser prevista de forma a cobrir uma exposição radicular profunda e ampla, apesar de continuar a ser o "padrão de ouro" para a obtenção de tecido queratinizado.[154]

No início da década de 1980, a fim de alcançar a cobertura da raiz, foi implementada uma abordagem FGG modificada. [155,156] Simultaneamente, foi decidido implementar a abordagem CTG. A criação de uma camada externa composta por epitélio e tecido conjuntivo ocorre como resultado da remoção do enxerto de CT do palato. Esta camada pode ser totalmente fechada, o que ajuda a minimizar o desconforto e a acelerar o processo de cicatrização da área onde o enxerto foi retirado. O método CTG oferece vantagens adicionais em comparação com a abordagem FGG para o recobrimento radicular, que oferece uma série de benefícios, incluindo uma estética melhorada e resultados mais previsíveis. O fornecimento de sangue é melhorado e a taxa de sobrevivência do enxerto é aumentada sobre a superfície não vascular da raiz, como resultado da preservação e fixação do retalho formado no local recetor. Atualmente, o procedimento CTG é considerado como o "padrão de ouro" para o recobrimento radicular. [157,158]

O retalho coronalmente avançado (CAF) é outra técnica de recobrimento radicular muito utilizada, que foi estabelecida em meados da década de 1970.[159,160] O procedimento do retalho coronalmente avançado (CAF) consiste em deslocar a gengiva marginal existente em direção à coroa do dente para ocultar as raízes visíveis, sem necessidade de implantação de um transplante. Este método oferece várias vantagens, tais como a ausência da necessidade de tecido dador palatino e a melhoria da estética. Uma das desvantagens mais significativas do CAF é o facto de necessitar da presença de gengiva com dimensões adequadas abaixo da superfície da raiz que é exposta. É geralmente aceite que é absolutamente necessário ter um mínimo de três milímetros de gengiva na direção vertical, com uma espessura que varia entre 0,8 e 1,0 mm, para cobrir as raízes de forma fiável.[161-163] .No início, o FAC utilizava incisões que resultavam em libertação vertical. No ano 2000, foi apresentada uma técnica inovadora de retalho em envelope. Esta técnica apresentava incisões papilares discretas e não envolvia quaisquer incisões de libertação vertical. [164]Quando se lida com a recessão de múltiplos dentes vizinhos, foi estabelecido que esta abordagem de retalho em envelope oferece uma melhor possibilidade de um CAF com incisões verticais, em comparação com um CAF com cobertura total da raiz, um curso pós-operatório mais aceitável e uma estética superior são todas vantagens deste procedimento. Isto deve-se ao facto de a técnica do retalho em envelope se dobrar sobre as áreas radiculares dos dentes. [165]

O CAF é implementado para tratar os CTGs que ocorrem quando se determina que as medições gengivais marginais não são suficientes apenas para o CAF. Foram utilizadas diversas estratégias para gerir o tecido acima do CTG à medida que o método foi evoluindo. Foram implementadas incisões verticais na técnica que Langer e Langer propuseram inicialmente para facilitar o movimento para a frente do retalho sobrejacente, permitindo a cobertura parcial do enxerto de tecido conjuntivo (CTG).[158] Raetzke adoptou uma preparação do local recetor da bolsa que não envolveu quaisquer incisões superficiais. No entanto, não fez qualquer tentativa de alargar o limite coronalmente com o objetivo de ocultar o enxerto contra a superfície radicular exposta. Não considerou esta possibilidade.[157] Ao contrário do tratamento de locais de recessão severa, esta abordagem de bolsa provou ser útil no tratamento de locais de recessão superficial, mas restringiu-se a defeitos de recessão localizados. Nos últimos tempos, foram delineados procedimentos em túnel com o objetivo de fornecer cobertura para os CTGs. [129,166,167]

THE TUNNEL TECHNIQUE

Atualmente, o enxerto de recobrimento radicular pode ser realizado através da utilização de uma abordagem em túnel, que é completamente menos invasiva e permite utilizar aloenxertos em vez de um tecido dador palatino.[168,169] (Fig. 76-79)

Está estabelecido que os aloenxertos, que demonstraram resultar numa cobertura consistente da raiz juntamente com uma melhoria na largura da margem gengival comparável à do CTG, têm a capacidade de aliviar a morbilidade que acompanha a colheita de tecido de dador palatino.[170-174]

Descobriu-se que a durabilidade da cobertura radicular utilizando aloenxertos não era significativamente diferente da relatada com o CTG palatino, num recente ensaio clínico aleatório a longo prazo. [175]

Uma vantagem notável da utilização de aloenxertos é a capacidade de tratar vários dentes numa única consulta sem se preocupar com a disponibilidade de tecido palatino.

A excisão desta localização do dador palatal é a segunda fase do procedimento minimamente invasivo do transplante de tecidos moles. O que se segue é a primeira etapa, que envolve a preparação cuidadosa do local recetor, e a segunda etapa envolve a remoção completa do local doador.

Normalmente, é possível preparar o local recetor para o tratamento de dentes com exposição radicular sem necessidade de efetuar quaisquer lacerações superficiais. As incisões intra-sulculares são utilizadas para aliviar a fixação do tecido mole que cobre a região cervical do dente, em vez de incisões superficiais. A bolsa é então mobilizada através da dissecção da região supraperiosteal interior de forma acentuada. As incisões intra-sulculares penetram no sulco e se estendem em direção à crista alveolar, com um comprimento de aproximadamente 2,0 unidades milimétricas. Esta medida tem em conta as interconexões epiteliais e de tecido conjuntivo situadas na raiz. A "largura biológica" é um termo que se refere frequentemente a esta ligação de tecido mole. Nos casos em que está presente uma recessão de deiscência óssea, a ligação do tecido conjuntivo pode ser maior do que os 2,0 mm padrão. [176] O leito vascular recetor pode ser dissecado através desta incisão intrasulcular. A fim de facilitar o avanço coronal passivo, é necessário preparar adequadamente para otimizar a via vascular recetora e facilitar a mobilização da bolsa de forma adequada e a cobertura total do enxerto. Uma expansão horizontal da dissecção ao longo das papilas nas proximidades do dente que está a ser tratado é da maior importância, incluindo isto, há um dente localizado em ambos os lados do dente ou dentes que têm recessão o avanço coronal passivo da bolsa é conseguido através de um túnel sob as papilas e estendendo-o lateralmente. Isto elimina a necessidade de incisões papilares juntamente com incisões libertadas verticalmente.

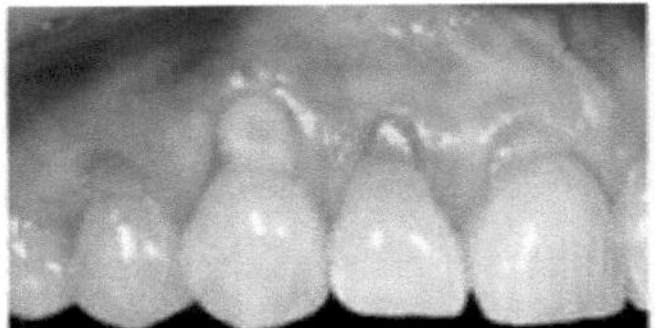

Fig 76. Multiple teeth recession

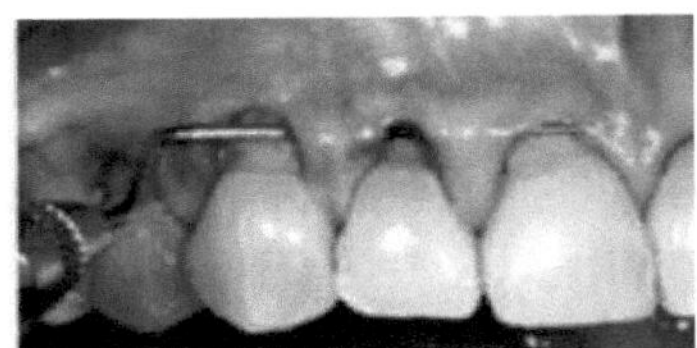

Fig 77. Tunnel site preparation

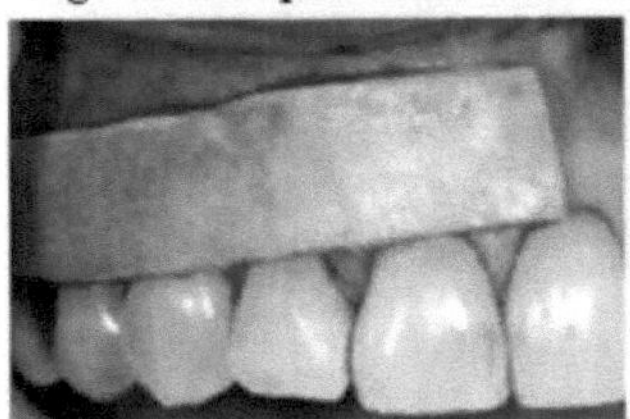

**Fig 78. Allograft placed on
the surface**

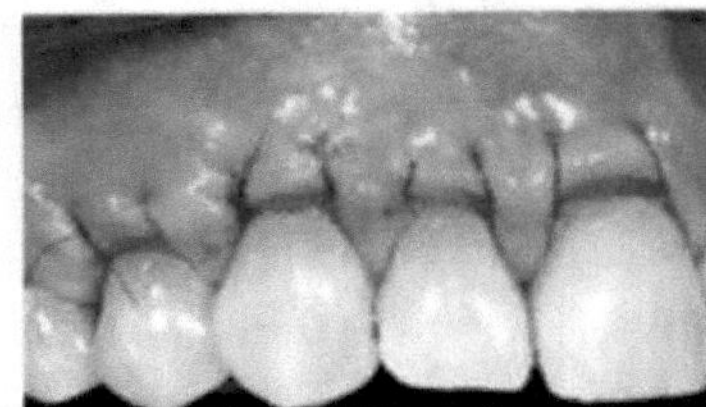

**Fig 79. Allograft & pouch advanced
together within the pouch**

É especialmente adequado para abordar a exposição radicular no maxilar superior, que é frequentemente um ambiente anatómico favorável. Este tipo de preparação do local é altamente eficiente na abordagem da exposição radicular. O tecido marginal é tipicamente de qualidade superior ao da arcada mandibular, e existem poucos obstáculos anatómicos que possam impedir o processo de dissecção.

Um contorno ósseo alveolar irregular, o vestíbulo é pouco profundo, existem fixações frenais anormais, o tecido é frágil, bem como os rebaixos ósseos são características desta condição que devem ser abordadas durante a técnica do túnel. Embora todos estes problemas possam ser resolvidos, os resultados bem sucedidos requerem conhecimentos cirúrgicos avançados. Os periodontistas que lidam frequentemente com estas condições podem ser a escolha mais adequada para tratar estes locais.

INDICAÇÕES DAS INCISÕES PAPILARES

Quando a técnica de tunelização é usada para reforçar a condição, as áreas sem recessão que têm gengiva minimamente conectada podem tornar-se cada vez mais propensas à linha da gengiva. O procedimento de preparação do local intrasulcular apresenta dificuldades na área anterior da mandíbula, a largura da raiz é estreita e há uma amplitude da condição sulcular, devido à falta de exposição da raiz e ao tecido extremamente fino. O maior acesso necessário para a dissecção e colocação do enxerto é conseguido nestes locais através da utilização de uma incisão de libertação papilar. (Fig. 80-84) Ao tratar a região anterior da mandíbula, é aconselhável restringir as incisões papilares à área entre o canino e o incisivo lateral. Isto vai permitir que a porção do dente que se situa entre o canino e o incisivo lateral construa um túnel por baixo das papilas restantes, impedindo o movimento ascendente da bolsa e melhorando a estabilidade da ferida.

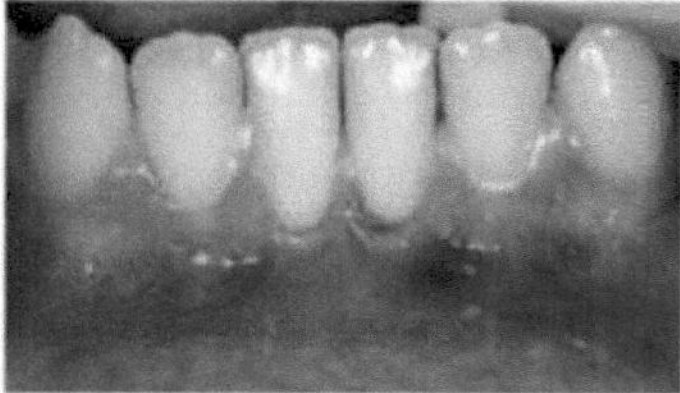

Fig 80. Patient with shallow vestibule

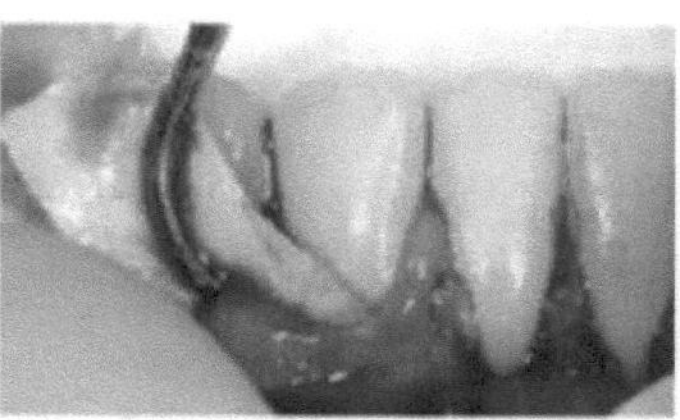

Fig 81. Bilateral papillary incisions between canine and lateral incisors Allograft inserted through right Papillary opening

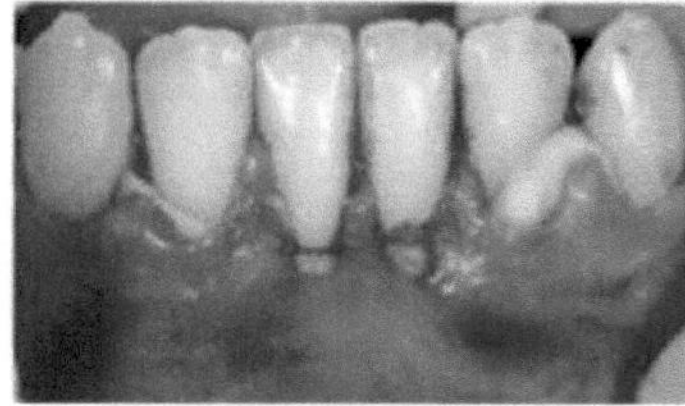

Fig 82. Allograft passed through the tunnel until reaching the left papillary opening

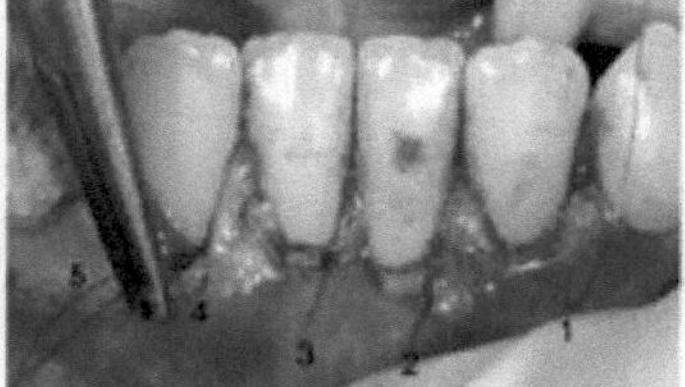

Fig 83. Continuous sling suture

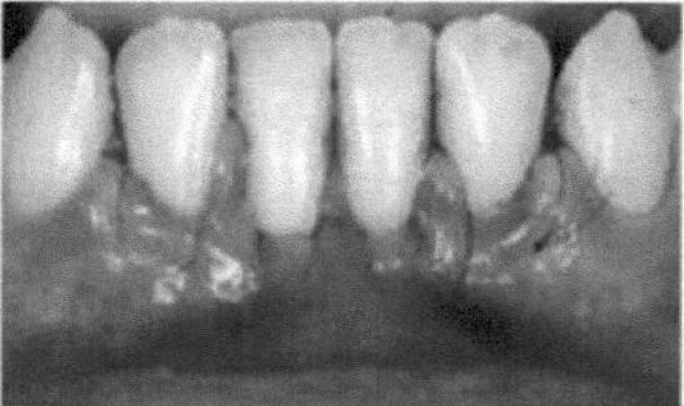

Fig 84. Suture Tied

TECIDO DADOR DE ALOENXERTO

A eliminação do local do dador palatino é identificada como a segunda caraterística importante do transplante minimamente invasivo de tecidos moles. A abordagem em túnel é uma forma menos intrusiva de preparar um local que é adequado tanto para a utilização do tecido da própria pessoa (autólogo) como para a utilização de tecido de outra pessoa (alogénico). A técnica de bolsa avançada coronalmente pode ser utilizada em locais de recessão de Classe I de Miller, desde que haja gengiva conectada suficiente e não haja necessidade de um dador. [161,162] A substituição de um dador palatino por um aloenxerto possui benefícios adicionais no campo do procedimento de transplante de tecidos moles. O benefício mais significativo é a diminuição do número de complicações pós-operatórias sofridas, a possibilidade de respostas desagradáveis e o desconforto para o paciente, que estão normalmente associados à cirurgia de dador palatino.[178,179] Apesar da redução significativa do desconforto com a técnica CTG para a colheita palatina, alguns pacientes optam por adiar ou recusar a técnica de enxerto de tecido mole necessária, por acreditarem na possibilidade de sentirem dor após a operação. Informar o doente de que não haverá utilização de tecido palatino ajuda a aliviar uma parte considerável da preocupação que está a sentir. A utilização de tecido de aloenxerto de dadores fornece uma quantidade ilimitada de tecido para transplante. para tratar vários dentes e locais durante um único procedimento cirúrgico. Um tratamento de enxerto de tecidos moles que é essencial devido à impressão do paciente sobre a possibilidade de sentir desconforto após a cirurgia. O facto de informar o paciente de que não será utilizado tecido palatino ajuda a aliviar uma parte considerável da sua preocupação. É possível obter um fornecimento ilimitado de tecido para transplante através da utilização de tecido de dador aloenxertado.

Há uma certa quantidade de tecido dador que o palato fornece, e esta quantidade varia de doente para doente. Assim, o número de transplantes de tecidos moles que podem ser efectuados é consequentemente restringido devido a este facto. Estas limitações na utilização de tecido dador têm um efeito no planeamento do tratamento, uma vez que limitam a terapia aos dentes com maior necessidade ou significam que podem ser necessárias muitas sessões cirúrgicas.

Cada alternativa representa um compromisso. Além disso, o emprego de um aloenxerto resulta em uma redução no tempo necessário para o procedimento cirúrgico de extração do palato. No tratamento de locais de recessão dentária solitária que precisam de pouco nos casos em que a sobrevivência do enxerto está comprometida, a extração do palato ou o uso de tecido de doador autólogo, com sua natureza tolerante, pode ser considerada útil. Isto deve-se ao facto de o tecido de dador autólogo ser capaz de substituir o tecido perdido. Para estas aplicações, pode ser selecionado tecido autólogo.

SURGICAL PROCEDURE

INTRASULCULAR SITE PREPARATION

Uma das características da técnica do túnel é o facto de não envolver o levantamento de retalhos ou os cortes típicos na superfície. O acesso ao sulco para a construção de uma bolsa é o primeiro passo na preparação do local recetor que está posicionado em direção à face do dente ou que requer tratamento. Este túnel por baixo das papilas estabelece ligações entre as bolsas formadas na face de cada dente quando muitos dentes vizinhos são tratados. Um aloenxerto meticulosamente adaptado é colocado numa bolsa. Tanto a bolsa como o tecido transplantado são então movidos em direção à coroa do dente para esconder completamente a raiz que é visível. É feita uma incisão no interior da linha da gengiva utilizando uma faca especializada conhecida como End-Cutting Intrasulcular Knife, que é fabricada pela Hu-Friedy, com sede em Chicago, Illinois. Este é o primeiro passo da operação responsável pela preparação do local. A incisão é efectuada desde a parte inferior da linha da gengiva até à parte superior da crista óssea do maxilar (Fig. 85, 86).

Recomenda-se que seja efectuada uma incisão horizontal em cada dente que necessite de tratamento, devendo ser considerado o ângulo das linhas mesiolingual e distolingual. Além disso, um dente extra que seja tanto mesial quanto distal desses dentes também deve ser levado em consideração. Através da utilização do "Allen Microsurgical Elevator" (Hu-Friedy, Chicago, Illinois), esta incisão inicial permite efetuar uma reflexão oblíqua subperiosteal.

É importante que a reflexão abrupta se estenda apicalmente por cerca de três milímetros e lateralmente sob o lado facial das papilas, para além da junta MGJ, incluindo quaisquer cortes ósseos inferiores.

Elevar as papilas relativamente à crista interdentária para uma posição mais elevada, utilizando uma cureta 7/8 mais nova e em bom estado.

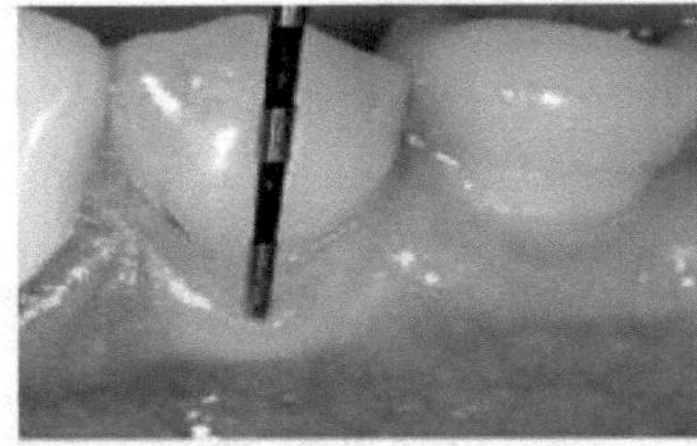

Fig 85. A 3mm root exposure with minimal marginal gingiva

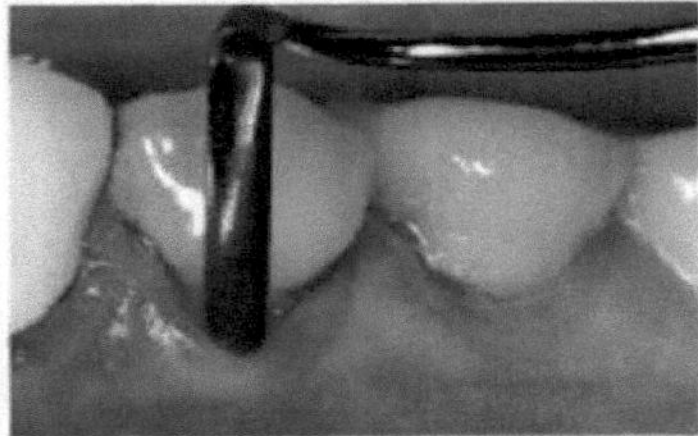

Fig 86. An incision is placed within sulcus to detach the soft tissue from the root surface from the base of the sulcus to the alveolar crest

PREPARAÇÃO DE RAÍZES -

A fim de estabelecer uma superfície radicular uniforme, eliminar porções angulares relativas a lesões cervicais, bem como remover restaurações superficiais sem causar danos ao tecido delicado, o tecido marginal deve ser mobilizado. Posteriormente, são utilizadas curetas e um instrumento ultrassónico com uma ponta de diamante de lado seguro (Savannah, GA, Brasseler USA, Varios 750) para realizar o processo de preparação da raiz. A camada de impurezas é removida através da aplicação de EDTA na superfície da raiz, como mostra a Figura 87. Durante o procedimento subsequente, a bolsa é mobilizada e a extensão apical é efectuada através de uma incisão precisa com a Faca Orban Modificada (Hu-Friedy, Chicago, Illinois). A fig.88 Através do processo de avanço passivo do recetáculo até à JCE, enquanto se estabelece o espaço necessário para o enxerto, o procedimento é completado será garantido por este instrumento, que também manterá um leito recetor alveolar imóvel. Isto será conseguido através da dissecção supraperiosteal.

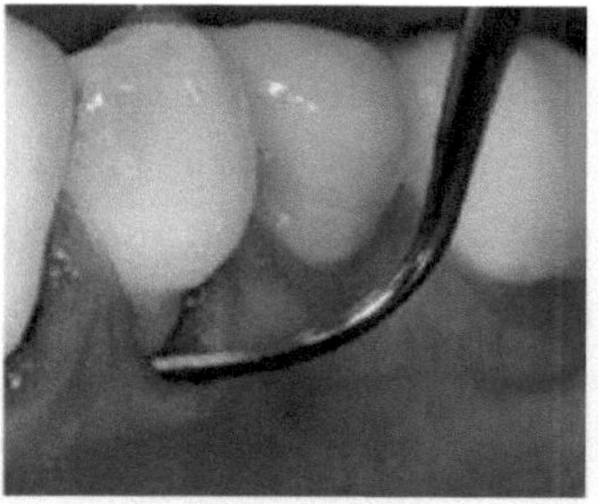

Fig. 87. After mobilization of the marginal tissue, the root is planed to remove any microbial deposits, sharp angles, and surface irregularities.

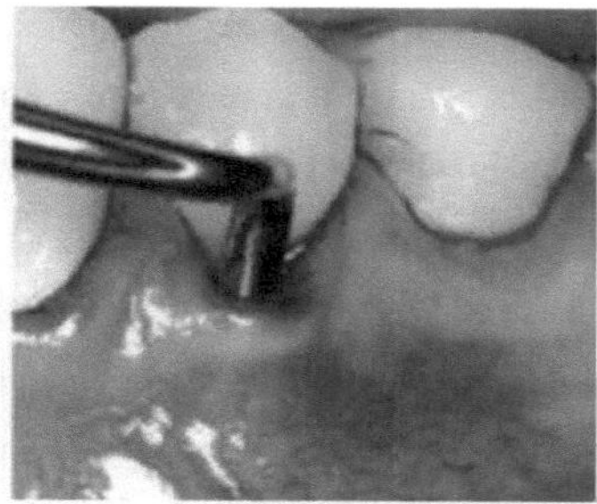

Fig. 88. The pouch is extended apically and laterally by sharp dissection immediately supraperiosteally to allow passive coronal advancement of the pouch margin

ALLOGRAFT PLACEMENT

O aloenxerto foi reconstituído de acordo com as directrizes fornecidas pelo banco de tecidos, e é então aparado no tamanho certo para que se estenda horizontalmente inteiramente sob as papilas que são distais e mesiais adjacentes aos molares que são examinados, bem como 6-8 milímetros verticalmente a figura 89.

Depois disso, o aloenxerto é imerso numa mistura de plasma rico em plaquetas, a fim de aumentar a quantidade de fator de crescimento que contém. O enxerto é colocado na bolsa utilizando uma cureta Younger-Good 7/8, ou mesmo uma sutura, através do maior orifício sulcular. Isto é feito para simplificar a inserção e a colocação dentro da bolsa. (Fig. 90)

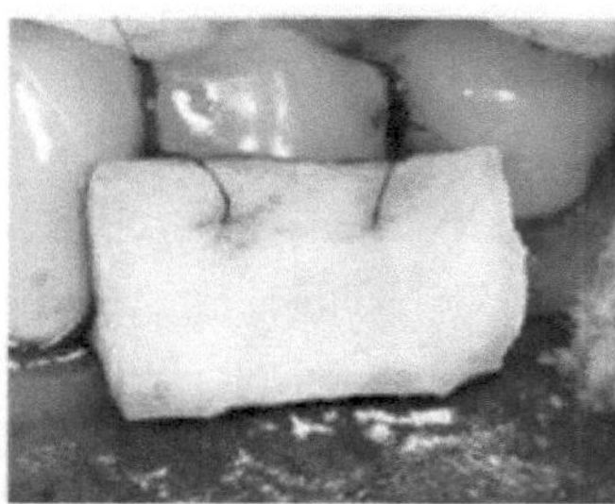

Fig. 89. Placement of Allograft

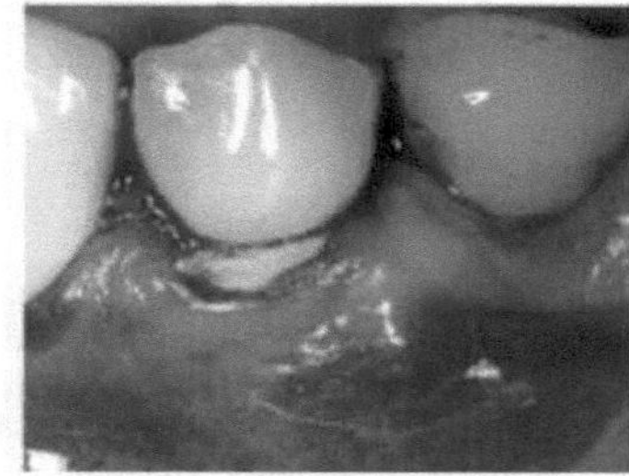

Fig. 90. Allograft inserted in the pouch over the root

Ao posicionar o enxerto ao mesmo nível que os bordos gengivais da bolsa, é possível avançar tanto o enxerto como a bolsa ao mesmo tempo. Isto pode ser conseguido através da utilização de um único ponto de sling contínuo subpapilar ou de uma série de suturas de sling interrompidas. [180] (Fig.91) Uma das vantagens da sutura contínua é o facto de necessitar apenas de um nó, o que é menos irritante para o doente e para o tecido do que as suturas com muitos nós. A utilização da agulha C-17 (Hu-Friedy, Chicago, Illinois) com sutura de polipropileno 6-0 não reabsorvível de monofilamento com um diâmetro minúsculo é aplicada para limitar a irritação do tecido e para aumentar o período de tempo durante o qual o tecido é estabilizado.

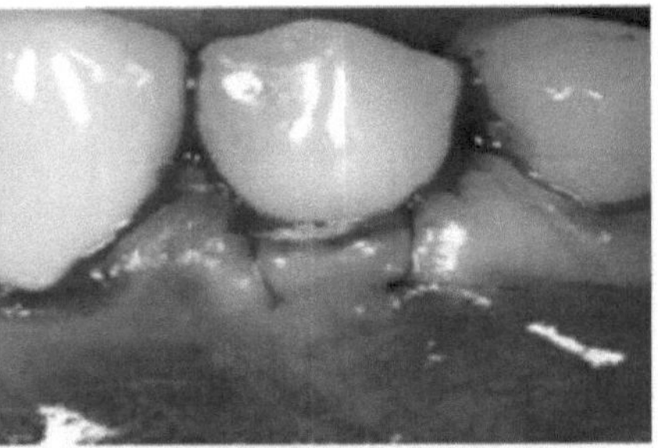

Fig. 91. Allograft aligned with the pouch margin and advanced together to the cementoenamel junction with a 6-0 polypropylene sling suture

Sutura: A sutura contínua é utilizada para contribuir com uma bolsa em forma de enxerto que está presente na extremidade distal de cada dente enquanto progride, começando do lado posterior para o lado anterior. Depois de regressar ao seu ponto de partida posterior, é no lado mesial que se encontra a bolsa juntamente com o enxerto. O porta-agulha Castroviejo, fabricado pela Hu-Friedy em Chicago, Illinois, é um instrumento microcirúrgico utilizado para inserir essa agulha através da borda da bolsa e do aloenxerto num local 3,0 mm apical em direção à borda da bolsa, de modo a que o ângulo da linha distal da raiz, começando em direção ao dente mais posterior. Num esforço para preservar o enxerto dentro da bolsa, a margem da bolsa é o local para um "Elevador Allen microcirúrgico" (Hu-Friedy). Utilizando uma pinça de penso microcirúrgica (Hu-

Friedy), a agulha foi recapturada e percorreu a área de embrasura distal, foi capturada lingualmente, percorreu a lingual e regressou à região da face com a embrasura da artéria temporal. Uma agulha fina deslocou-se posteriormente da face mesial do primeiro dente para a face distal do dente adjacente, passando por baixo da papila. O ângulo da linha radicular distal do segundo dente é aproximadamente 3,0 mm apical à margem da bolsa, e o enxerto e a margem da bolsa foram penetrados. A agulha é redireccionada sobre a embrasuraura distal do dente através da sua envolvente. Através do lado lingual, e finalmente através da embrasura mesial, regressa ao lado facial no final do procedimento. Em seguida, a agulha é movida para a frente sob a papila, na direção facial, começando pela parte distal em direção à parte mesial. Este procedimento é repetido até que o último dente seja abordado. Este ângulo da linha da raiz mesial de 3,0 mm é utilizado para penetrar na margem da bolsa e enxertar apicalmente na margem da bolsa. Uma vez que a agulha tenha sido enfiada através do lado lingual do último dente e trazida de volta através da abertura mesial para a extremidade facial. A agulha é passada para trás e para a frente a partir da incisura distal para o lado facial, à volta do dente e, em seguida, através da incisura mesial para o seu lado lingual. Em seguida, a agulha é inserida abaixo dessa papila e o objeto penetra no bordo da bolsa juntamente com o enxerto que está mais próximo do ângulo da linha da raiz do dente adjacente. Depois, passa através do espaço entre os dentes do lado voltado para o meio da boca, contorna o lado interior do dente e regressa ao lado exterior através do espaço entre os dentes do lado oposto. O tratamento envolve o cruzamento das papilas para alcançar e envolver os ângulos da linha radicular mesial de todos os dentes a serem tratados. Depois disso, a sutura é fixada referenciando o seu aspeto distofacial dos dentes mais recuados (local de início). O campo cirúrgico é depois avaliado quanto à sua capacidade de adaptação e manutenção da estabilidade.

Ocasionalmente, pode ser necessário efetuar uma sutura interrompida adicional para melhorar a estabilização ou a adaptação. Quando o edema tiver diminuído, a sutura contínua pode ser removida sem esforço. De acordo com as observações clínicas, é aconselhável manter a sutura durante um máximo de dois meses, de modo a promover a integração no enxerto e garantir a manutenção da estabilidade marginal.

Advantages of MI soft tissue grafting

Há uma série de benefícios associados a este procedimento de anastomose minimamente invasivo, incluindo os seguintes: [i] a ausência de incisões superficiais minimiza a possibilidade de cicatrizes; [ii] a utilização. A utilização de um aloenxerto elimina a necessidade de um local doador palatino; [iii] as experiências do paciente são menos angustiantes; [iv] a terapia é mais eficaz e amplamente aceite; e [v] o tratamento tem uma aparência estética óptima. Além disso, os enxertos palatinos são altamente eficazes para garantir uma cobertura radicular previsível; no entanto, são vulneráveis ao alargamento, o que pode ter um impacto negativo no resultado estético. Em determinados procedimentos de aumento do rebordo alveolar ou da papila, o aumento do enxerto pode ser desejável, tornando o tecido conjuntivo palatino uma opção superior para estas aplicações. O tecido palatino pode durar mais do que um aloenxerto em locais onde o transplante não pode ser completamente escondido. Por outro lado, um aloenxerto é a alternativa superior.

VIP-CT : TUNNEL CONCEPT FOR RIDGE AUGMENTATION

O tunelamento é um método que é geralmente utilizado com o objetivo de tratar pacientes que têm recessão gengival nas suas superfícies radiculares faciais. No entanto, também pode ser utilizado para tratar deficiências do rebordo alveolar através da utilização de "enxertos de tecido conjuntivo palatino autógeno" rotativos. Quando se refere ao "Enxerto de tecido conjuntivo periosteal interposicional vascularizado" (VIP-CT), Sclar utiliza a expressão "enxerto de pedículo palatino rodado" para descrever o procedimento. Os processos de colheita do enxerto e de inserção do enxerto são ambos considerados bastante invasivos quando se utiliza esta abordagem.[181]

A técnica originalmente desenvolvida foi convertida numa técnica de enxerto mais minimamente invasiva para facilitar a utilização de técnicas de tunelização. As anomalias dos tecidos moles observadas nos locais dos implantes dentários que se encontram na região estética podem ser reparadas. Como este método é menos intrusivo do que o VIP-CT original, cs problemas pós-operatórios são reduzidos e o resultado cosmético global é melhorado. A abordagem inicial do enxerto VIP-CT estava associada a dois problemas pós-operatórios substanciais: (i) observou-se descamação palatina no local do dador, juntamente com (ii) incisão cirúrgica visível na área onde o transplante está a ser efectuado. Ambos os problemas foram identificados após a realização do procedimento. Ambas as dificuldades iniciais foram significativamente reduzidas graças ao emprego de princípios básicos da cirurgia minimamente invasiva, como a tunelização e as incisões distantes. O transplante VIP-CT tradicional, que se localizava a vários milímetros da margem gengival sem restrições, foi colhido através de uma incisão palatina. A posição ascendente, quando a incisão é efectuada longe de uma estrutura que é fixa, apresenta frequentemente um desafio durante o encerramento primário após a colheita do enxerto. O aumento do desconforto do paciente e a recuperação prolongada podem resultar de um fechamento primário inadequado. Com base no encontro do autor, a dissecção palatina pode ser iniciada com incisões no sulco e estabelecendo uma membrana que se estende por toda a espessura do palato. Esta abordagem permite a extração dos tecidos conjuntivos por baixo do palato. (Figuras 92-95)

A capacidade do cirurgião para separar o periósteo não ligado e as camadas de tecido conjuntivo é melhorada, e a forma do retalho em envelope permite um reposicionamento preciso dos limites do retalho para a localização exacta da incisão inicialmente efectuada após a conclusão do processo de colheita. Para fechar a linha de incisão, é suficiente fixar o bordo do retalho aos molares adjacentes utilizando suturas de sling. A probabilidade de abertura pós-operatória é substancialmente reduzida devido ao desenho de espessura total do retalho e ao seu fecho primário. Além disso, a preservação consistente de uma espessura consistente do tecido extraído é facilitada pela visibilidade melhorada do local da colheita. A camada epitelial e os tecidos palatinos são duas fontes proeminentes de irritação e esfoliação do palato no pós-operatório. Este maior controlo minimiza a probabilidade de perfurar a barreira epitelial ou de diluir significativamente os tecidos palatinos. Além disso, a abordagem inicial implicava a reflexão de uma membrana facial para preparar o local onde o recetor a receberia. Para melhorar o acesso cirúrgico, essa preparação implicou o uso de incisões verticais em ambos os lados do defeito, especificamente nas faces mesial e distal.

A probabilidade de exposição do enxerto no pós-operatório aumenta com as incisões verticais. Na versão revista, o local recetor é preparado através da construção de uma cápsula utilizando incisões sulculares à distância, eliminando a necessidade de quaisquer incisões verticais. Uma técnica conhecida como tunelização é utilizada para garantir a integridade da papila que circunda o local da cirurgia, particularmente quando se trata de uma papila delicada em torno de um implante. Isto implica levantar a papila por baixo da mesma, em vez de efetuar incisões através dela.

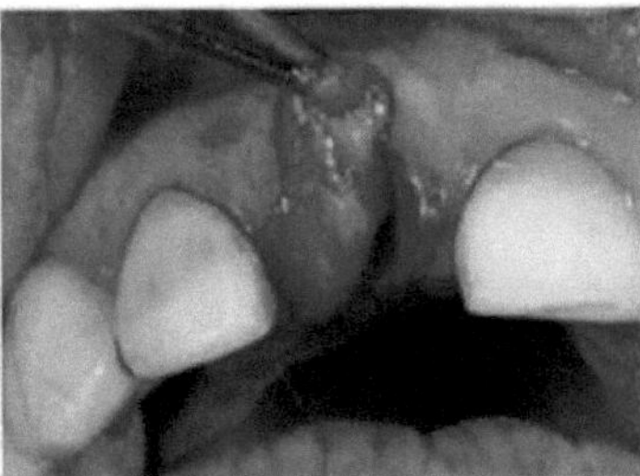

Fig. 92. Pediculated palatal connective tissue graft harvested from full flap approach for rotation through tunnel over the coronal and facial aspects of the implant

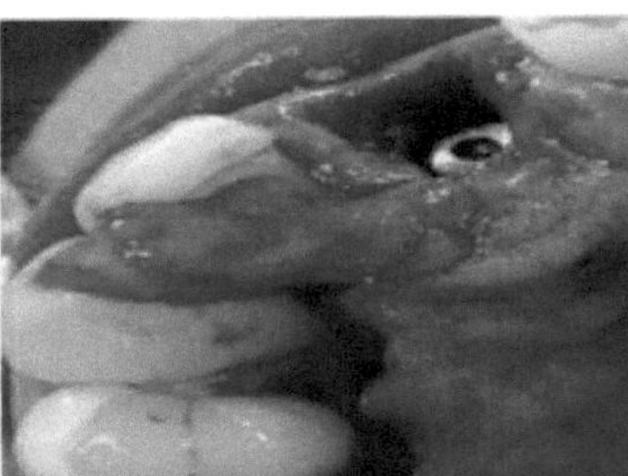

Fig. 93. Rotation of graft before inserting through tunnel over the coronal and facial aspects of the implant

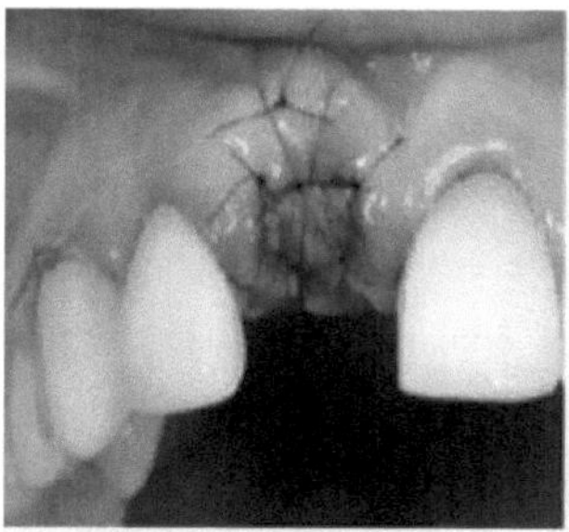

Fig. 94. Graft secured in pouch with interrupted 6-0 polypropylene suture

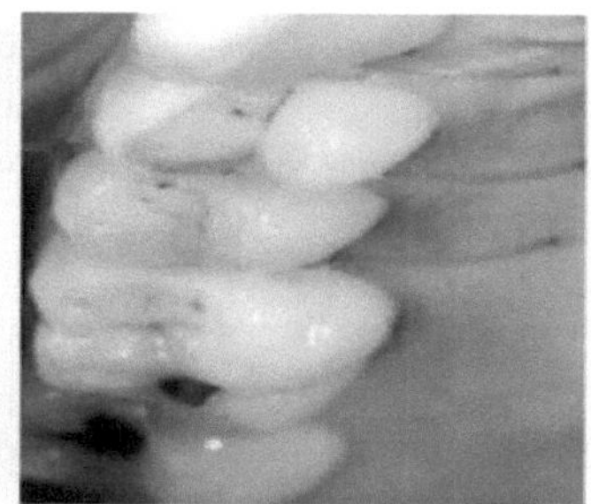

Fig. 95. Primary closure of palatal donor site

CRESTO DE FENDA: TÉCNICA DE EXPANSÃO IMEDIATA DO REBORDO

O córtex palatino mais denso impede que a expansão vá tão longe quanto poderia, pelo que deve ser planeada uma osteotomia parcial da crista vertical. A largura da crista aumenta e o deslocamento lateral ocorre como resultado da fácil expansão do osso cortical. [182] Num estudo de Scipioni et al. [183] , e no ano de 1999, descobriu-se que a área alargada tinha uma quantidade substancial de atividade osteogénica.

TÉCNICA

Para isso, foi realizada uma incisão ao longo da margem da crista dentro da mucosa queratinizada, o que fez com que o retalho fosse deslocado na sua espessura local. Para iniciar a osteotomia, foi utilizado um disco cirúrgico de 3mm, tendo como ponto de referência o canal incisivo, que se estendeu até os três milímetros distais da mandíbula do canino do paciente. Em seguida, avançou-se para o gap de ressecção óssea, onde se conseguiu criar a cavidade nasal do córtex piriforme com cinzéis e expansores. A lâmina foi avançada através do osso utilizando um martelo que foi inserido a uma profundidade suficiente para deslocar a cortical coronal e adquirir acessibilidade ao osso medular ao fazê-lo. O comprimento da osteotomia medido ao longo da crista edêntula excede a área de implante planeada, facilitando assim a expansão necessária para a inserção do implante. Após a osteotomia estar concluída, são utilizados cinzéis finos para

115

facilitar a indução de uma divisão gradual do rebordo e para separar a camada cortical do tecido subjacente.

A fim de preparar o local recetor, que é constituído por 3 a 4 milímetros de osso ainda intacto na zona apical, esta etapa é efectuada para a instalação do implante. Para fazer coincidir o diâmetro do implante pretendido e alargar o rebordo, a inserção foi efectuada de forma metódica e progressiva.

Para preparar o alvéolo cirúrgico, este foi rodado a uma velocidade de 1200 rotações por minuto e continuamente arrefecido com soro fisiológico. É possível alcançar uma distância de pelo menos três milímetros da raiz mesial do canino, mantendo a restrição óssea.

Com o nível de assentamento selecionado a 1 milímetro abaixo da crista óssea, os implantes foram colocados a uma velocidade de rotação modesta, entre 24 e 48 rotações por minuto. Posteriormente, o enxerto ósseo foi instalado e coberto com uma membrana de colagénio. (Fig.96)

Vantagens: O osso esponjoso tem uma qualidade de flexibilidade inerente que pode ser gradualmente melhorada através da compressão e da corticalização, bem como da expansão até à largura pretendida.

Desvantagens: Incapacidade de atingir a altura vertical do osso, mais difícil de realizar num único dente do que em grandes áreas desdentadas.[184]

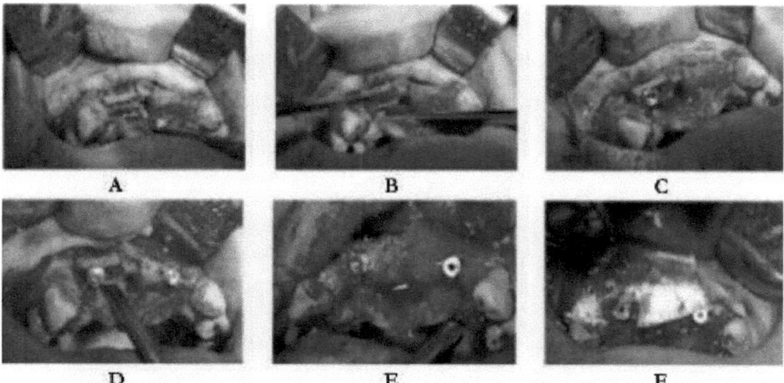

Fig. 96. (A) Osteotomy made with a small surgical disk of 3mm (B) Opening bone osteotomy with the help of chisels and expanders (C) the implant 1mm beyond the boy ridge in the 12 region (D) in the region 22 a Titanium Fix (R) as Technology 3.3x15.0mm implant (E) Bone graft installation in bone apertures (F) Cover with collagen membrane

TÉCNICA DE NÚCLEO ÓSSEO

É necessário colocar completamente o implante dentro dos limites do osso, o que é um critério crítico nesta técnica. A crista alveolar é exposta após uma incisão médio-cristal que reflecte um retalho mucoperiosteal. A preparação do leito do implante começou com a utilização de uma broca trefina, que também foi utilizada para colher um núcleo de enxerto ósseo com cerca de 10 mm de comprimento. É então utilizado um instrumento de remoção do núcleo para o extrair. Utilizando as brocas originais do sistema de implantes, a preparação do leito do implante foi continuada até atingir o seu comprimento e largura finais sem a utilização de irrigação, enquanto a perfuração a baixa velocidade (80 rpm) foi utilizada para recolher lascas de osso adicionais.

O implante é então colocado nos contornos ósseos e são utilizadas lascas de osso para ocultar as roscas que estão expostas. Após o ajuste do núcleo ósseo ao defeito no lado vestibular ou palatino, ou em ambos os lados, são utilizados microparafusos para estabilizar o núcleo ósseo. Para preencher os espaços existentes entre o implante, o núcleo ósseo e o leito do implante, são utilizadas lascas de osso autógeno. Após uma incisão de libertação no periósteo basal, o retalho é reposicionado para proporcionar uma cobertura sem tensão e é depois suturado no local com uma sutura reabsorvível de monofilamento 6-0. (Fig.97)

117

Vantagens: A compatibilidade biológica e a capacidade osteogénica do enxerto eliminam a necessidade de reduzir a probabilidade de infeção, nomeadamente no que diz respeito a membranas ou objectos estranhos. Para além disso, não há custos adicionais associados a biomateriais ou membranas.[185]

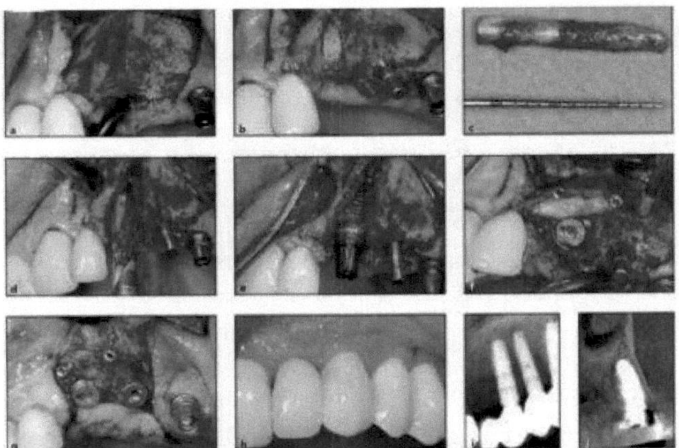

Fig 97. a) Vestibular bone completely missing b) Bone core prepared c) Harvested bone core d) Bone chips collected e) Implant insertion inside the bony contour f) Reconstruction of the missed vestibular bone wall with locally harvested bone chips & bone core g) After 3 months h) After 7 years i) Radiograph after 7 years j) CBCT demonstrating good stability of the grafted regenerated area on the buccal bone.

LASERS EM CIRURGIAS PERIODONTAIS MINIMAMENTE INVASIVAS

A amplificação da luz por emissão estimulada de radiação é a definição do termo "LASER". Mester e os seus colegas foram os primeiros a introduzir o tratamento com laser de baixa intensidade, também conhecido como "Soft Laser Therapy". Os lasers de baixa intensidade são comprimentos de onda de luz vermelha ou infravermelha que têm um baixo poder de absorção na água e podem penetrar nos tecidos moles e duros até uma profundidade de 3 mm a 15 mm. O mecanismo de aplicação do laser de baixa intensidade é intrincado; no entanto, o parâmetro de absorção mais significativo da luz vermelha ou da luz infravermelha encontra-se nos foto-receptores subcelulares, particularmente na transferência de electrões na cadeia respiratória da membrana da mitocôndria. Foi demonstrado que o processo de reparação pode ser acelerado por lasers de baixa intensidade, tanto em experiências in vivo como in vitro.[186,187] Por outro lado, a terapia laser de baixa intensidade tem sido proposta como um método para aliviar a dor pós-operatória. Os potenciais mecanismos de redução da dor incluem a estabilização das membranas das células nervosas, a melhoria dos sistemas de revitalização celular e o aumento da produção de ATP.

A utilização de lasers de díodo, "dióxido de carbono (CO_2), granada de ítrio-alumínio dopada com neodímio (Nd: YAG), granada de ítrio-alumínio dopada com érbio (Er: YAG) e laser de érbio, crómio dopado com ítrio, escândio, gálio, granada (Er, Cr: YSGG)" no campo da terapia periodontal e de implantes tem crescido progressivamente devido ao aumento da investigação fundamental e clínica publicada.

Além disso, o cemento radicular pode ser preservado sob o cálculo, uma vez que os lasers de érbio podem ablacioná-lo com uma eficiência Isto é análogo ao desempenho de instrumentos manuais ou instrumentos ultra-sónicos. [188,189,190,191,192]. O profissional é capaz de efetuar uma intervenção precisa e, quando a potência do laser é fornecida por uma ponta de laser minúscula, podem ser realizados pequenos procedimentos com um mínimo de lesões na área em redor do local tratado. Os tratamentos periodontais minimamente invasivos necessitam de uma modalidade de tratamento tão precisa. Surgiu outra modalidade de tratamento, a fototerapia, em oposição às abordagens com laser que já foram abordadas. Esta modalidade é mais comummente designada por terapia laser de baixa intensidade.[193] Um dos princípios mais significativos da fototerapia é a utilização de uma dose mais baixa de parâmetros de energia em comparação com os que eram anteriormente utilizados durante os procedimentos cirúrgicos. [194,195]. O termo "soft laser therapy" ou "cold laser therapy" foi frequentemente utilizado para designar a terapia laser de baixa intensidade, o que gerou alguma perplexidade, foi administrado. Este mecanismo, que envolve a promoção da proliferação celular com a redução da inflamação, é mais corretamente definido pela palavra atualmente utilizada, que é fotobiomodulação. O tratamento fotodinâmico, que é uma aplicação adicional da fototerapia, tem como objetivo erradicar os microrganismos da bolsa através da geração de espécies reactivas de oxigénio pela utilização de um laser de luz visível de baixo nível em conjunto com um fotossensibilizador. São utilizadas estas duas técnicas. Esta terapia destina-se a erradicar os agentes patogénicos da bolsa.

Lasers for soft-tissue ablation only

Lasers de díodos com Nd: YAG: No que diz respeito às áreas de inflamação, os componentes do sangue e o pigmento dos tecidos são capazes de absorver rápida e seletivamente a energia fotónica produzida pelos lasers de díodo com Nd: YAG. Esta energia está dentro do espetro do infravermelho próximo, que é de aproximadamente 800-1100 nm. O facto de os comprimentos de onda entre 800 e 1100 nanómetros serem transmitidos através da água é a principal razão para a penetração significativa de tecidos moles saudáveis que apresentam. Devido ao facto de a maior parte do cálculo subgengival ser de cor preta, é essencial evitar o contacto prolongado com a aplicação deste tipo de lasers no sistema radicular, de modo a prevenir danos causados pelo calor. Em torno do tecido ósseo, é necessário ter o mesmo cuidado que se tem em relação a outros tecidos. Por outro lado, estes lasers apresentam uma interação negligenciável ou nula com o tecido duro dentário saudável.

Lasers de CO₂ : Os lasers de dióxido de carbono utilizam energia fotónica na região do infravermelho distante, que tem um comprimento de onda que varia entre 9.300 e 10.600 nanómetros. Acontece que é a que tem maior absorção nos minerais dentários, como o fosfato de cálcio e a hidroxiapatite, em comparação com todas as outras frequências utilizadas em medicina dentária. Por este motivo, é essencial ter muito cuidado ao realizar procedimentos periodontais em tecidos moles, de modo a evitar o contacto próximo com tecidos duros durante o processo de extração. Quando se trata de tecidos moles, com uma profundidade de penetração rasa, medindo cerca de 0,2 milímetros.[196] Os lasers de CO₂ podem ser utilizados num modo de onda contínua ou pulsada, semelhante aos lasers de díodo. São altamente eficazes na remoção de tecidos moles, tendo em conta que as suas potências máximas se aproximam dos 200 W. Por outro lado, ao contrário dos raios laser, a propagação através do sistema de fibra ótica de um díodo dirige-se para o tecido sem entrar em contacto direto com ele. Com o objetivo de orientar a energia para a bolsa periodontal, são implementadas algumas pontas acessórias. As aplicações nos tecidos moles dos lasers de CO₂ para a terapia periodontal são comparáveis às dos comprimentos de onda associados ao díodo com Nd:YAG. Estas utilizações incluem a coagulação, o desbridamento de tecido mole danificado nas bolsas que rodeiam os implantes e a diminuição do crescimento bacteriano.

Ferramentas que utilizam lasers para ablação de tecidos sólidos e moles.

Os lasers de érbio, como o Er: YAG e o Er, Cr: YSGG, produzem luz na gama do infravermelho médio com comprimentos de onda de 2.940 e 2.780 nanómetros, respetivamente. Os alvos primários destes lasers são iões de hidróxido ou água (OH e H2O), que é o objetivo da sua conceção, e minerais como alvos secundários. São capazes de penetrar até 5 μm de profundidade devido à sua elevada absorção de água. [192] Os sistemas laser de érbio apresentam modos de emissão pulsados que funcionam livremente e têm potências de pico comparáveis às dos lasers de granada de ítrio-alumínio dopado com neodímio (Nd: YAG), pelo que proporcionam ablação com efeitos adversos negligenciáveis relacionados com o calor.

A importância dos lasers na terapia periodontal não cirúrgica-

Os lasers para medicina dentária, que já estão disponíveis para compra, têm potencial para serem explorados para o controlo não invasivo das doenças periodontais. Os comprimentos de onda típicos dos vários tipos de lasers são os seguintes: os lasers de díodo têm comprimentos de onda de 810, 940, 980 e 1.064 nm; os lasers Nd: YAG funcionam a 1.064 nm; os lasers Er, Cr: YSGG emitem luz a 2.780 nm; os lasers de Er: YAG têm um comprimento de onda de 2.940 nm; e os lasers de CO2 funcionam a 9.300 e 10.600 nm.

Como resultado da rápida acumulação de energia luminosa no cálculo, os lasers de érbio induzem a evaporação da água intersticial no cálculo a temperaturas superiores a 100 graus Celsius. Aplicando uma técnica precisa, concentrando-se especialmente no cálculo e utilizando uma quantidade adequada de água pulverizada, a temperatura da superfície da raiz deve sofrer apenas um pequeno aumento. Foi sublinhado com a declaração que a Academia Americana de Periodontologia emitiu em 2011 sobre a utilização de lasers para Os lasers de érbio oferecem uma oportunidade de servir como ferramentas suplementares para o desbridamento radicular, particularmente na destartarização e no alisamento radicular, que são tratamentos não cirúrgicos para a periodontite.

Seguem-se as fases habitualmente incluídas no protocolo principal da terapia laser periodontal não cirúrgica: 1) Administrar a anestesia conforme necessário. 2) A primeira aplicação de radiação laser para diminuir a quantidade de bactérias e remover a superfície danificada do revestimento epitelial, utilizando comprimentos de onda específicos (Nd: YAG, díodo ou érbio) para cada um dos muitos tipos de lasers. A primeira irradiação laser tem sido eficaz na diminuição da ocorrência de bacteriémia após o tratamento da bolsa. Isto para além de outros benefícios.[197, 189] . É importante ser cauteloso e evitar a exposição prolongada à aplicação dos lasers de Nd: YAG e de díodo para remover o cálculo subgengival juntamente com o tratamento das superfícies radiculares. Consequentemente, antes do tratamento com laser, alguns clínicos eliminam os acúmulos duros. A remoção do cálculo é ocasionalmente efectuada em simultâneo com a irradiação laser inicial quando se utilizam lasers de érbio. 3) Os lasers de érbio e/ou os instrumentos convencionais (incluindo os scalers ultra-sónicos, os scalers de ar e os scalers manuais), bem como a remoção de cálculos, estão todos incluídos nesta categoria. 4) Descontaminação da bolsa periodontal e redução bacteriana através de irradiação laser. 5) A irradiação laser é empregue para coagular o sangue que está presente no fluido sulcular perto da entrada da bolsa. 6) Recomendações pós-operatórias, nomeadamente sobre a higiene oral. (Fig.98)

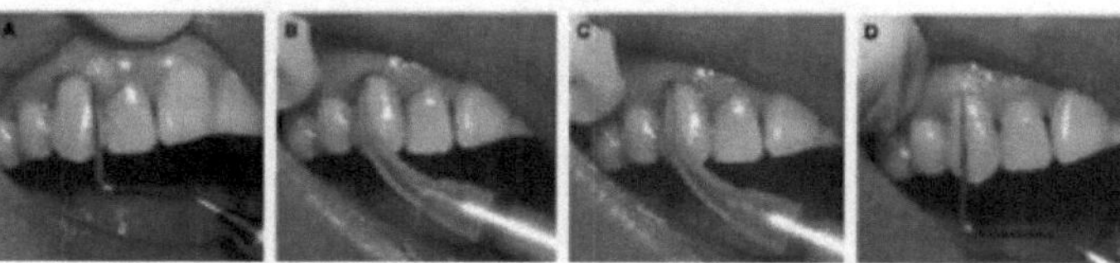

Fig. 98. (A) Preoperative image of a shallow, inflamed periodontal pocket. The pocket was observed to have a depth of 3mm and bleeding upon probing (B) The diseased epithelial lining of the pocket was removed and pathogens were reduced using an 810-nm diode laser after very minimal ultrasonic scaling (C) Completion of diode laser sulcular treatment (D) Six-month postoperative view of periodontal health

Minimally invasive flapless periodontal pocket surgery

Algumas provas[198, 199] .demonstraram as vantagens da utilização de lasers para além da cirurgia tradicional de retalho periodontal. No entanto, avaliações sistemáticas subsequentes sublinharam a ausência de provas suficientes para apoiar os benefícios adicionais dos lasers na terapia periodontal cirúrgica ressectiva ou regenerativa. [200]. Para além do típico desbridamento com retalho aberto, são considerados como tratamentos minimamente invasivos para as bolsas periodontais dois procedimentos que não permitem retalhos que visam comprimentos de onda específicos.

Dois dentistas da Califórnia desenvolveram o **Procedimento de Nova Fixação Assistida por Laser (LANAP)** na década de 1990, que utiliza um laser Nd: YAG. O LANAP é um procedimento cirúrgico que é minimamente invasivo. Este facto é apoiado pela revisão sistemática realizada por Kao et al.[201] no American Academy of Periodontology Workshop, entre outras coisas, uma avaliação recente de acordo com Aoki et al.[9] Na Fig.99, o método para o protocolo LANAP é detalhado com grande profundidade. O procedimento laser em questão é o único que foi apoiado por evidências histológicas humanas, o que levou à sua aprovação pela United States Food and Drug Administration sob o número de autorização de comercialização K030290. Esta aprovação diz respeito especificamente à capacidade do procedimento para promover a fixação do ligamento periodontal através do cemento em situações em que o epitélio juncional é extenso ou está ausente. [202]

Yukna et al,[202] no contexto de um estudo de caso histológico, utilizou a metodologia LANAP para examinar seis conjuntos de dentes com uma única raiz e que indicavam doença periodontal ligeira a grave. Cada par de dentes teve um deles tratado de forma aleatória utilizando o procedimento, enquanto o outro dente serviu de controlo e foi apenas sujeito a destartarização e alisamento radicular. O tratamento a laser não foi efectuado neste dente. Todos os 12 dentes foram extraídos aos 3 meses, incluindo uma única área proximal, para a realização de um estudo histológico.

Do ponto de vista clínico, as áreas que foram tratadas com LANAP apresentaram uma maior diminuição da profundidade de bolsa e um aumento da inserção clínica quando comparadas com as secções anteriores que não foram tratadas com laser. Em termos de exame histológico, cada um dos seis dentes que foram tratados com LANAP mostrou o desenvolvimento de novo tecido conjuntivo e novo cemento. Por outro lado, apenas um dos dentes que serviu de controlo apresentou este desenvolvimento. Além disso, foi observada a formação de novo osso alveolar em dois dos dentes tratados com LANAP, o que sugere que o processo de regeneração periodontal foi bem-sucedido. Este estudo histológico sobre a eficácia da terapia LANAP de boca inteira foi realizado por Nevins et al.[203] ; no entanto, eles não incluíram nenhum grupo de controlo na sua investigação. Durante o nono mês após o tratamento, secções de biópsia em bloco foram utilizadas para examinar 10 dentes dos pacientes, cada um dos quais tinha uma única raiz, bem como várias raízes. Cinco dentes mostraram evidências de regeneração, incluindo a produção de novo ligamento periodontal, novo cemento e novo osso alveolar. Estas condições foram observadas nos dentes. Para além disso, um outro exemplar demonstrou o estabelecimento de uma nova ligação. O tratamento com laser só é necessário numa única sessão quando se utilizam procedimentos LANAP.

A eliminação do epitélio da bolsa, a eliminação dos agentes patogénicos periodontais e a obtenção de hemostasia são os três principais objectivos que são alcançados através da utilização do laser Nd: YAG. Como vantagem adicional, a penetração do comprimento de onda do laser de Nd: YAG resulta na ocorrência de fotobiomodulação, que é um efeito secundário favorável. A reavaliação dos resultados terá lugar cerca de um ano após a consulta inicial. Até lá, serão agendadas consultas de acompanhamento que incluirão uma revisão da higiene oral, remoção de placa bacteriana, ajustes oclusais e cuidados periodontais.

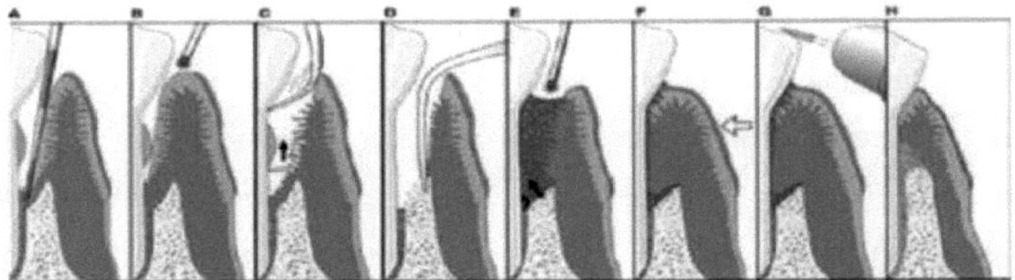

Fig. 98. The Laser Assisted New Attachment Procedure (LANAP) is illustrated schematically
using a Nd:YAG laser

Photobiomodulation (low-level laser therapy)

O termo "fotobiomodulação" refere-se a um tipo específico de terapia laser que inclui o fornecimento de energia luminosa, também conhecida como fotões, a um tecido específico. O termo "terapia laser de baixa intensidade" é outro nome para esta utilização específica da terapia laser. Este método é capaz de produzir efeitos bioestimuladores a nível celular que são particulares, não térmicos e selectivos. Há trinta anos,[204,205] estes efeitos foram relatados pela primeira vez. Afirma-se que a fotobiomodulação, também conhecida como "terapia laser de baixa intensidade", é capaz de induzir alterações químicas e metabólicas nos tecidos através da absorção de luz. Isto ocorre sem a introdução de calor ou temperatura. [206]. No entanto, os mecanismos celulares subjacentes exactos que ocorrem como resultado da terapia com laser permanecem incompletamente compreendidos.

Desde meados da década de 1980, têm sido feitas inúmeras afirmações relativamente à terapêutica de vários problemas dentários que podem ser ajudados pela aplicação da radiação fotónica laser. Uma dessas afirmações é que a energia fotónica laser pode ser utilizada para tratar a periodontite ligeira e moderada, promovendo a cicatrização do tecido periodontal.[207] . Até à data, foram publicadas inúmeras publicações que ilustram a aplicação bem sucedida da fotobiomodulação ou da terapia laser de baixa intensidade como método terapêutico adjuvante da terapia periodontal não cirúrgica[94] . Foi relatado que a implementação de uma abordagem de fotobiomodulação/terapia laser de baixa intensidade como tratamento adjuvante resultou numa diminuição notável da profundidade das bolsas, numa melhoria do nível de aderência das gengivas aos dentes e, potencialmente, numa redução consideravelmente maior das medidas de placa bacteriana, saúde gengival, incluindo hemorragia. Estes resultados foram efetivamente relatados em pacientes que se submeteram ao tratamento, quando comparados com o uso de desbridamento mecânico apenas.[208,209,210] .

Além disso, foi demonstrado que o efeito da fotobiomodulação pode acelerar significativamente o processo de regeneração e restauração de tecidos em tratamentos não cirúrgicos. [210,211]Como resultado da irradiação laser de baixa intensidade e/ou de um efeito anti-inflamatório, os resultados benéficos observados no metabolismo celular podem ter sido acelerados em investigações clínicas que utilizaram a terapia laser de baixa intensidade e a fotobiomodulação.[212,213,214] Isto, por sua vez, estimula a cicatrização e a regeneração dos tecidos duros e moles durante o processo de cicatrização.[215]

Outras possíveis vantagens que podem ser retiradas do emprego da terapia laser de baixa intensidade, bem como da fotobiomodulação, incluem a redução da dor e da dor após uma operação, para além de uma diminuição do desconforto para os doentes e do efeito psicológico. Estes benefícios podem ser obtidos com a utilização destes dois tratamentos. [216,217]

MÁ ELEVAÇÃO DO FUNDO DO SEIO

O Dr. Hilt Tatum introduziu inicialmente o termo "elevação do pavimento do seio maxilar" (SFE) numa conferência sobre implantes realizada no Alabama em 1976[218] & Posteriormente, Summers efectuou alguns ajustes neste ponto e recomendou a utilização de um conjunto específico de osteótomos. [219,220]

Diferentes técnicas de aumento do seio maxilar:

Uma estratégia de uma fase que utiliza uma estratégia lateral ou transalveolar, resultando na inserção do implante após um período de cicatrização, juntamente com uma técnica de duas fases que utiliza uma abordagem de janela lateral, são os dois procedimentos fundamentais do SFE para a colocação de implantes dentários. Ambas as técnicas são descritas aqui. Ambas as técnicas são descritas aqui. A quantidade de osso remanescente e a capacidade de proporcionar estabilidade primária aos implantes que foram implantados são dois factores que são tidos em consideração quando se decide utilizar os métodos de uma ou duas fases.

Abordagem lateral com materiais de enxerto:

Quando se tratava de pacientes com cavidades sinusais grandes e pneumatizadas, Tatum,[218] Boyne e James[221] tornaram-se pioneiros na publicação de informações estatísticas sobre a elevação do assoalho do seio maxilar. (Figura 99) Eles relataram um método que consistia em duas etapas, sendo que a primeira envolvia a transferência de osso ilíaco autógeno particulado para o seio maxilar. Isto foi efectuado durante o passo inicial da cirurgia. Os implantes de lâminas foram implantados na segunda etapa da cirurgia, que ocorreu cerca de três meses após a cirurgia inicial. Desde então, um grande número de artigos foi escrito e publicado, fornecendo informações sobre a modificação dessa abordagem e a utilização de uma variedade de materiais de enxerto.

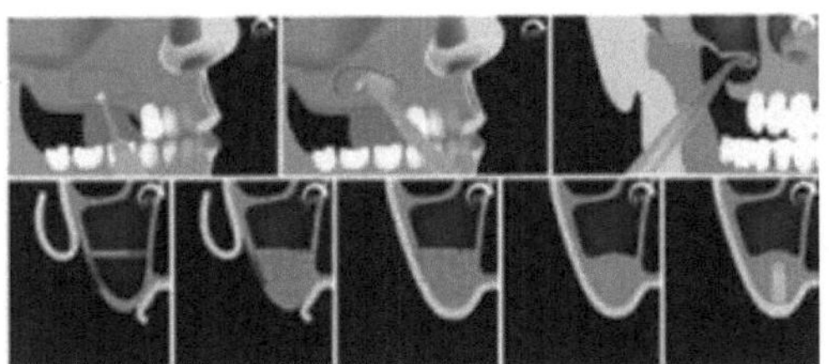
Fig. 99. Lateral widow approach for sinus augmentation

A eliminação de um único procedimento cirúrgico resulta num tempo de cicatrização mais curto, o que constitui uma vantagem de um procedimento numa única fase. Uma das desvantagens mais significativas da operação numa só fase é a possibilidade de não ser possível estabilizar os implantes em alturas ósseas relativamente baixas. Além disso, se os implantes não estiverem corretamente fixados, existe a possibilidade de caírem no seio maxilar. Por este motivo, é aconselhável adiar a colocação do implante por um período de seis a nove meses, se o implante for instável ou se se considerar que a estabilização será problemática, e efetuar um tratamento em duas fases. O operador (e o doente) são responsáveis por esta determinação.

ELEVAÇÃO INDIRECTA DO SEIO MAXILAR

Tatum propôs inicialmente uma abordagem crestal para o procedimento SFE, que implicava a seguinte implantação de implantes nestes 1986. [218] Com o objetivo de preparar o local do implante utilizando este método crestal, foi utilizado um "formador de alvéolos" com o tamanho adequado para o implante escolhido. A "fratura em vara verde" que bate no pavimento do seio é um método que pode ser utilizado para obter este "molde de encaixe" com a mão na vertical. Isto pode ser feito para obter o resultado desejado. Após a conclusão da Antes da colocação do implante, o local foi preparado e foi inserido um implante em forma de raiz, de modo a permitir a continuação da cicatrização através de uma forma submersa no local do implante. [219]

Summers (1994) desenvolveu mais tarde outro método denominado abordagem crestal, que envolveu a utilização de osteótomos cónicos de diâmetros crescentes. O procedimento com osteótomo foi utilizado para preservar o osso,

130

evitando a necessidade de perfuração. O osso vizinho foi esmagado através de uma mistura de pressão e batimento, ao mesmo tempo em que se elevava a membrana sinusal. Posteriormente, o volume abaixo da membrana sinusal elevada foi aumentado utilizando enxerto de osso autógeno, alogénico ou xenogénico. (Fig.100)

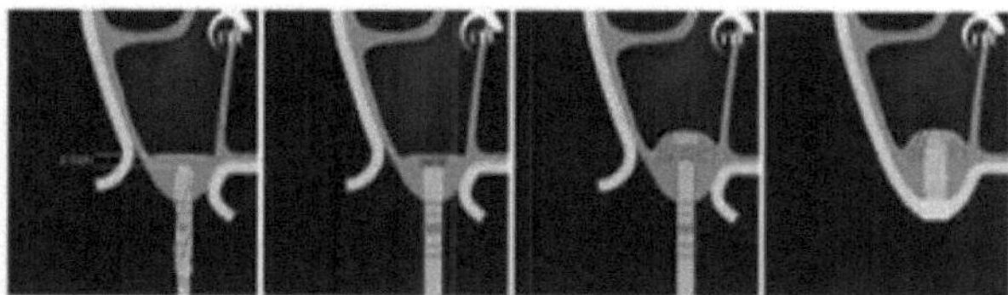

Fig. 100. A crestal approach for sinus floor elevation

CIRURGIA MINIMAMENTE INVASIVA

Vários autores propuseram modificações às técnicas tradicionais, levando ao estabelecimento de "técnicas minimamente invasivas" como uma solução permanente (Efraim Kfir et al., 2013). [222]

O "innovative implant technology (IIT) Sinu Lift System" é um dos procedimentos utilizados para a elevação indireta minimamente invasiva do seio maxilar. dispositivos que foram desenvolvidos como resultado da procura de uma forma alternativa para o aumento do seio maxilar. Este sistema foi produzido como resultado da procura de um método alternativo. Quando esta abordagem é utilizada em conjunto com plasma rico em plaquetas (PRP) e mistura de β-TCP, como consequência, tem a possibilidade de resultar numa taxa mais rápida de formação óssea e aumento do seio, o que tornaria mais previsível. O sistema Sinu-lift é um instrumento fiável que pode ser utilizado para obter a melhor elevação possível do seio maxilar para aumento. Quando se trata de direcções futuras, o procedimento de elevação do seio maxilar que é realizado antes da colocação do implante deve ter um papel mais substancial. Existem benefícios óbvios associados a este procedimento, incluindo a capacidade de obter um aumento máximo para uma colocação bem sucedida do implante, utilizando procedimentos menos invasivos.

Hatch Reamer, Sinu-Lift System, Sinus Master, Sinus Crestal Approach (SCA) kit, Dentium Advanced Sinus Kit, sinus lateral approach kit, Dr. Cosci

Drill, e Sinus Lift Drill estão entre os numerosos dispositivos minimamente invasivos de elevação do seio maxilar que estão atualmente disponíveis no mercado.

Usando o kit SCA, a eficiência da elevação do seio maxilar foi estudada por Zhou et al., e ele descobriu que ela eleva com sucesso o assoalho do seio maxilar e diminui o desenvolvimento de problemas pós-operatórios. No final da sua investigação, chegaram a esta conclusão.[223]

TÉCNICA **DE ELEVAÇÃO DO BALÃO-**

O método de elevação da membrana antral com balão é um procedimento adicional considerado minimamente invasivo que pode ser utilizado para elevar a membrana sinusal da sua posição anterior. Ao utilizar um balão insuflável, a membrana sinusal é levada para uma posição mais elevada. Durante o procedimento minimamente invasivo piezoelétrico, são utilizados pontos piezoeléctricos para elevar a membrana sinusal. Devido ao facto de serem utilizados pontos piezoeléctricos, a possibilidade de perfuração do seio é completamente eliminada. Para osteotomias laterais, esta abordagem tem sido proposta como uma opção potencial.

ABORDAGEM DE AUMENTO DO SEIO TRANSCRESTAL MINIMAMENTE INVASIVA UTILIZANDO MASSA DE FOSFOSILICATO DE CÁLCIO

Kher et al. (2014) exploraram uma abordagem inovadora adicional que avaliou uma abordagem simplificada de elevação do seio transalveolar que utilizou "massa de fosfosilicato de cálcio (CPS)" para elevar a membrana do seio, que é hidráulica. Este tratamento foi minimamente invasivo.[224]

Neste método específico, é utilizada uma modificação da técnica de Summers para efetuar SFEs transcrestais. Os retalhos mucoperiosteais de espessura total são elevados para aumentar a probabilidade de acesso à crista alveolar. Para iniciar uma osteotomia na crista do rebordo, é utilizada uma broca piloto de 2,0 milímetros. Para verificar a localização exacta da broca em relação ao pavimento do seio maxilar, obtém-se uma radiografia periapical. Esta fotografia é tirada abaixo da altura que se espera que esteja presente no pavimento do seio. Isto ocorre depois de a broca ter sido parada. Depois disso, é utilizada a sequência de perfuração sugerida pelo fabricante do implante para alargar ainda mais a osteotomia. É necessário utilizar um dispositivo de entrega de cartuchos de ponta estreita para inserir uma pequena quantidade de massa CPS, com cerca de 0,2 centímetros de diâmetro, na osteotomia, de modo a servir de amortecedor durante o processo de batimento do pavimento do seio. Em seguida, utiliza-se um martelo e um osteótomo côncavo de três milímetros de diâmetro com marcas de profundidade para fraturar o pavimento do seio de forma cuidadosa. Para evitar perfurar acidentalmente o revestimento do seio, é essencial não pressionar o osteótomo na cavidade do seio. Isto ajudará a evitar que o revestimento seja danificado.

Após a utilização de um bastão verde para quebrar o osso, o transplante é subsequentemente injetado diretamente na cavidade sinusal através do pavimento do seio, que foi feito utilizando a técnica de administração de cartuchos. Este procedimento é repetido até que a cavidade sinusal esteja completamente preenchida. Depois de se certificar de que a ponta do cartucho é colocada na osteotomia da forma correcta, a tensão de inserção é aplicada diretamente na margem inferior do pavimento do seio que foi quebrado. Na fase seguinte, é efectuada uma injeção cuidadosa de massa CPS de meio centímetro através da osteotomia. A tensão da força hidrostática da massa faz com que o pavimento do seio seja elevado de uma forma que não é imediatamente dolorosa. Quando a massa CPS é adicionada em incrementos, é possível observar radiografias intra-operatórias que mostram uma elevação suficiente da membrana Schneideriana após o procedimento. Posteriormente, é utilizada uma chave de torque manual para posicionar um implante de tamanho adequado na crista óssea, aumentando assim a sensibilidade ao toque. No início, os implantes são colocados no osso que já existe no ponto mais alto da crista. O passo seguinte desta osteotomia envolve a utilização de uma ligeira rotação para ativar a massa CPS viscosa que se encontra na secção apical do paciente. De seguida, a área é coberta com parafusos que são colocados, o que leva a que o retalho seja fechado com sucesso. (Fig.101)

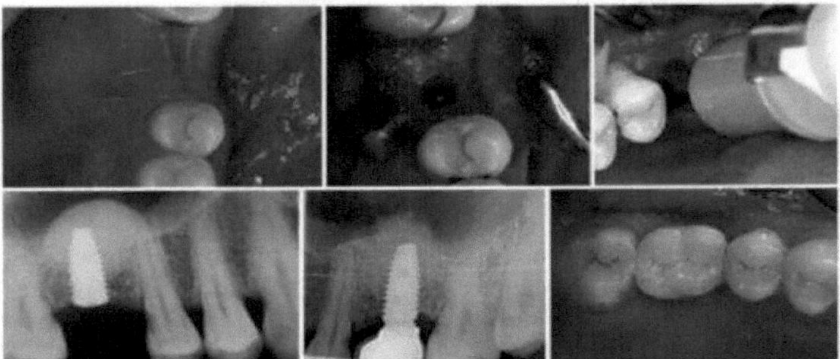

Fig. 101. illustrates a minimally invasive technique for sinus augmentation that involves the elevation of the hydraulic membrane using calcium phosphosilicate putty.

VANTAGENS-

As vantagens incluem o facto de o procedimento não ser traumático, a redução das esperas na cadeira, a redução total da duração do tratamento, o aumento do conforto do doente e o baixo desperdício de enxertos. Para além disso, não é necessário adquirir o aparelho especializado que é necessário para fornecer pressão hidráulica para elevar a membrana Schneideriana.

LIMITAÇÕES-

A colocação de implantes exige uma técnica sensível aos requisitos específicos associados a todo o procedimento. É necessário um mínimo de três milímetros de altura óssea disponível para atingir o objetivo de estabilidade primária.

A Técnica Minimamente Invasiva de Aumento do Seio (MITSA) foi utilizada em conjunto com a Osseodensificação (OD), um método biomecânico pioneiro para a preparação de osteotomias sem escavação, desenvolvido por Huwais em 2013. [225]

A abordagem OD produz uma camada compacta de auto-enxerto que envolve o implante e cobre a superfície da osteotomia. Isto é particularmente útil em situações clínicas em que existe uma falta de osso na área anatómica. O princípio subjacente ao conceito OD é que, quando o osso comprimido e auto-derivado entra em contacto direto com um dispositivo endosteal, não só aumenta a estabilidade inicial através do bloqueio físico entre o osso e o dispositivo, como também facilita a osteointegração, permitindo que os osteoblastos se desenvolvam no osso tratado adjacente ao implante.[226] A osteodensificação é realizada utilizando brocas especializadas denominadas brocas Densah™, que ajudam a compactar o osso (Fig. 102) durante a criação de uma osteotomia.[227] Através da utilização da broca especializada a um ritmo rápido no sentido contrário ao dos ponteiros do relógio, em conjunto com a utilização de irrigação externa consistente (Modo de Densificação), é conseguido o desenvolvimento de tecido ósseo denso e compacto ao longo das paredes da osteotomia.[228] A velocidade do movimento é diretamente proporcional à quantidade de tensão produzida pelo movimento recíproco, que é o movimento em ambas as direcções, resultando numa tensão que também depende da velocidade. Isto permite que a bombagem de solução salina aplique uma pressão suave nas paredes ósseas. A combinação destes dois factores melhora o crescimento e a flexibilidade do osso.

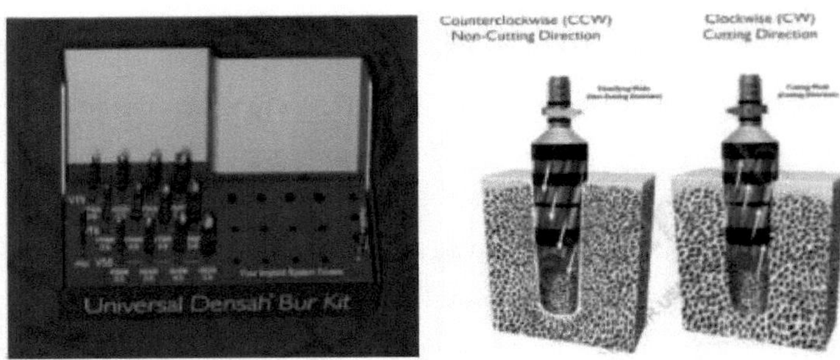

Figure 102 illustrates the Versah kit, which includes densification drills.

Lahen et al. estudaram o impacto da OD na osseointegração precoce e na estabilidade primária dos implantes. A abordagem de perfuração OD demonstrou ter uma melhoria considerável nos valores de torque de inserção, que estão a ser utilizados nesta experiência para avaliar a estabilidade primária do dispositivo. As suas conclusões sugerem que esta melhoria foi significativa. O desenho da broca do grupo experimental teve um impacto benéfico na osteointegração quando foi utilizado no sentido dos ponteiros do relógio ou no sentido contrário ao dos ponteiros do relógio (OD), de acordo com os resultados histométricos que foram obtidos após seis semanas de testes in vivo. Como consequência, chegaram à conclusão de que a abordagem de perfuração OD aumentou a estabilidade principal, bem como o ponto de contacto osso-implante, independentemente do desenho do implante. Além disso, chegaram à conclusão de que isso se devia à consolidação de detritos ósseos autólogos nas paredes ósseas. [226]

Abordagem CAD/CAM - Pozzi e Moy propuseram uma técnica inovadora de elevação do seio maxilar que integra uma abordagem cirúrgica guiada e um planeamento assistido por computador. Isto é conseguido através da utilização de osteótomos expansores-condensadores em conjunto com uma férula cirúrgica que é um desenho assistido por computador/fabricação assistida por computador. Esta metodologia também tem sido utilizada para o tratamento da elevação do seio maxilar. A combinação destas ferramentas assegura um procedimento cirúrgico minimamente invasivo.[229]

MIS PARA IMPLANTES DENTÁRIOS

Com a elucidação dos mecanismos biológicos subjacentes à integração dos implantes com o osso, foram feitos progressos significativos no campo da implantologia dentária clínica nos últimos anos. Durante a fase de desenvolvimento, o principal objetivo era melhorar o desenho e a topografia da superfície do implante.[230-233]

Durante o segundo período da implantologia dentária, a definição alargada de sucesso dos implantes englobou resultados significativos adicionais.[4] Relativamente ao sucesso dos implantes, o conceito de invasividade mínima ganhou um interesse significativo por parte de clínicos, fabricantes e pacientes. É visto como uma forma de melhorar a experiência do paciente durante o tratamento com implantes, reduzindo a morbilidade do paciente e preservando o tecido.

Na cirurgia tradicional de implantes dentários (ID), para revelar o osso alveolar que se encontra atrás da incisão crestal, o retalho mucoperiosteal é refletido após a formação da incisão. Isto permite a visibilidade e o acesso a características anatómicas importantes, tais como forames, rebaixos linguais e seios maxilares, o que garante a identificação e a proteção destas estruturas. Em situações de escassez de osso alveolar, a reflexão do retalho facilitará a colocação de implantes. Isto porque optimizará a localização do implante e reduzirá a possibilidade de fenestrações ósseas. Tanto os médicos como os pacientes adoptaram técnicas cirúrgicas minimamente invasivas que oferecem função, estética e conforto nos dias de hoje. Embora a invasividade mínima em implantologia possa abranger uma variedade de conceitos, está principalmente associada a procedimentos sem retalho (ou seja, aqueles que não envolvem a elevação de um retalho mucoperiosteal) no que diz respeito à colocação de implantes. A colocação de implantes sem retalho demonstrou reduzir a quantidade de trauma cirúrgico e poupar tempo, o que, em última análise, leva a uma diminuição do nível de desconforto e morbilidade que o doente sente após os procedimentos cirúrgicos.[234-236] A cirurgia de implantes Flapless é um método cirúrgico em que a osteotomia do implante é preparada e o implante é colocado

137

sem levantar um retalho mucoperiosteal. Este procedimento cirúrgico também é conhecido como colocação microcirúrgica de implantes.[234]

Esta técnica envolve a realização de uma avaliação abrangente da quantidade de osso alveolar ainda existente e, com a ajuda de radiografia tridimensional e orientação cirúrgica, a posição do implante pode, por vezes, ser identificada com precisão. O planeamento pré-cirúrgico do tratamento é utilizado para determinar a colocação ideal do implante, e estas guias são utilizadas para orientar e colocar o implante corretamente. Observou-se que este método reduz consideravelmente o tempo necessário para a cirurgia. Além disso, tem a vantagem adicional de minimizar a hemorragia pós-operatória e o desconforto do doente, aumentando a sua aceitação. [237] Além disso, ajuda a preservar a rede de vasos sanguíneos, a estrutura dos tecidos moles e o volume dos tecidos duros. Também acelera o processo de cicatrização, permitindo que o doente regresse à sua rotina regular de higiene dentária assim que a operação estiver concluída.[238] A colocação de implantes sem retalho é o procedimento preferido quando é necessário colocar rapidamente um implante numa nova cavidade de extração, de modo a manter o fornecimento vascular existente e o contorno dos tecidos moles. Isto permite uma cicatrização óptima dos tecidos que rodeiam o implante.[239,240]

Um procedimento padrão envolve a criação de uma incisão circular ou punção para remover o tecido mole circundante, com um diâmetro que é um milímetro maior do que o implante que será colocado. Isto é feito com o objetivo de minimizar a dor pós-operatória, o inchaço dos tecidos moles e o desconforto associado ao trauma dos tecidos moles.[241] É aconselhável utilizar um paquímetro ósseo para medir as medidas vestibulares dentro do osso em cerca de três locais distintos. Os locais referidos são o ponto mais alto da crista, o ponto médio e o ponto mais alto do local previsto para o implante. De acordo com estas medições, é possível determinar se o osso contém ou não quaisquer rebaixos. No caso de ser identificado um rebaixo superior a 15°, é aconselhável utilizar a reflexão tradicional do retalho para facilitar a colocação do implante com maior visibilidade. No caso de não existir um rebaixo significativo, é utilizado um punção de tecido. De seguida, é utilizada uma cureta para remover o tampão de tecido mole, o que acaba por expor o osso. Após a penetração do osso cortical, é utilizada uma broca piloto com uma broca redonda de número três para obter o resultado pretendido. No passo seguinte, o implante é inserido da forma convencional. [242] Devido ao facto de a cirurgia de implantes transgengivais ser considerada uma técnica cirúrgica cega considerável, existe a possibilidade de surgirem alguns desafios e problemas durante o procedimento cirúrgico. O procedimento cirúrgico sem retalho é uma abordagem mascarada, o que aumenta a probabilidade de danos em estruturas vitais, uma vez que estas estão presentes nas proximidades dos locais de osteotomia. Com a navegação guiada por computador, é possível evitar danos aos nervos e aos dentes adjacentes aos nervos.[243] A instalação do pilar também é difícil, pois o implante deve ser posicionado em posição apical, próximo à crista óssea alveolar. Este é outro desafio que torna o processo difícil. Como consequência, é necessário utilizar radiografias periapicais para validar a ligação existente entre o implante e o adjuvante. Recomenda-se que o implante seja retraído até atingir a crista ou, em alternativa, que o osso seja removido com uma broca de perfil, ambas as opções no caso de o osso impedir o assentamento do pilar.[244] O procedimento cirúrgico conhecido como cirurgia de implantes transgengivais é o que se pensa ser cego, o que significa que é possível que ocorram certas dificuldades durante o processo. Estas complicações incluem deiscência óssea não reconhecida ou fenestração. Neste tipo de situações, é necessária a reflexão total do retalho, bem como a realização de procedimentos de regeneração óssea guiada para cobrir a fenestração e aumentar o osso. Ambos os procedimentos são necessários. Durante a inserção do implante, o tecido queratinizado (KT) é removido como resultado da cirurgia sem retalho, o que é um resultado potencialmente indesejável.

Quando é necessário o contorno da topografia óssea subjacente, a técnica sem retalhos não permite que tal seja efectuado. Esta é mais uma desvantagem associada ao método.

Nestas circunstâncias, é indispensável um aumento da elevação do retalho. [244]

TÉCNICAS DE COLOCAÇÃO DE IMPLANTES SEM RETALHO

Seguem-se as categorias principais que podem ser utilizadas para determinar a classificação das abordagens cirúrgicas:

1. "Mão livre" O processo de colocação de implantes que não inclui a utilização de uma guia cirúrgica é um método alternativo conhecido como colocação convencional de implantes.

2. No processo de realização de uma cirurgia guiada, é utilizado o método tradicional de planeamento retrospetivo e não é utilizada a navegação tridimensional (3D).

3. Através da utilização de técnicas de navegação tridimensional e de software para o planeamento de implantes em três dimensões, é realizada uma cirurgia guiada.

Conventional implants are inserted without the use of a surgical guide (free-hand). Soft-tissue punch

Existem duas abordagens para a colocação de implantes: o local de perfuração pode ser acedido através da perfuração dos tecidos no seu centro ou através da utilização transgengival de uma broca esférica cirúrgica concebida para perfurar imediatamente o osso através dos tecidos moles sem elevar o retalho. Estas duas abordagens são alternativas à colocação de implantes. (Figura 103)," O mucoperiósteo intacto que está a cobrir o dente não causa qualquer perturbação no fornecimento vascular alveolar ou na papila interdentária que está presente no tecido ósseo circundante. Este método tem a desvantagem de não poder submergir implantes que não estejam suficientemente estabilizados.[245]

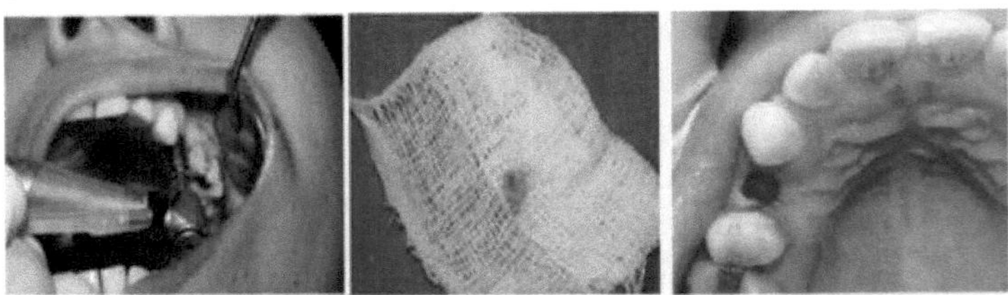

Fig. 103. Soft tissue punch, tissue plug removal and tissue removal site

Utilizando uma mini-incisão, é efectuado um procedimento de implante sem retalho.

O tecido gengival é cuidadosamente removido das estruturas subjacentes após a criação de uma pequena incisão de aproximadamente 5 milímetros no centro do local do implante, no cume da crista alveolar. De modo a garantir um espaço adequado para as brocas e os implantes, é importante limitar a extensão do descolamento no local do implante a não mais de 5 milímetros. Além disso, o tecido mole em ambos os lados da linha de incisão deve ser deslocado da sua posição original.[245]

A cirurgia guiada utiliza o planeamento convencional para trás, que não envolve a navegação tridimensional.

O processo envolve a criação de um modelo cirúrgico através da transformação de impressões intra-orais maxilares e mandibulares num laboratório dentário.

A cirurgia guiada emprega técnicas de navegação tridimensional, utilizando especificamente software de planeamento de implantes tridimensionais.

Foram alcançados vários avanços significativos no domínio da colocação de implantes tridimensionais. Estes avanços incluem a utilização de tomografia computorizada de feixe cónico, software para o fabrico de implantes tridimensionais, procedimentos de geração de modelos guiados por imagem e cirurgia assistida por computador. O grau de exatidão e precisão do processo foi muito melhorado em resultado destes avanços técnicos. Após a avaliação pré-operatória do local do implante, o processo subsequente de planeamento com a inserção de implantes deve ser efectuado com a ajuda de guias cirúrgicas ou de navegação assistida por computador, de modo a conseguir uma colocação exacta num local designado. Isto é feito para otimizar a experiência dos pacientes durante todo o processo.[246-249]

No que diz respeito à colocação de implantes, recomenda-se normalmente que a abordagem CAD-CAM seja utilizada em combinação com o procedimento de implantação de implantes sem retalho. No entanto, vários estudos demonstraram que os clínicos qualificados podem efetuar a colocação de implantes sem retalho sem necessidade de CAD-CAM.

COMPARAÇÃO DE VÁRIOS RESULTADOS: RETALHO CONVENCIONAL VERSUS TÉCNICAS SEM RETALHO: EFEITO DO IMPLANTE SEM RETALHO NA TAXA DE SOBREVIVÊNCIA EM FORMA DE IMPLANTE

Com base nos resultados da investigação realizada por Becker et al. ao longo de dois anos, o método flapless teve uma taxa de sucesso de aproximadamente 98,7%, de acordo com o acompanhamento efectuado ao longo de dois anos. [250] Na mesma linha, al-Ansari et al. verificaram que o método flapless foi bem sucedido cem por cento das vezes quando aplicado a vinte implantes.[251] Rousseau verificou que a taxa de sucesso é de 98,3% quando se utiliza a técnica flapless, o que é significativamente superior à taxa de sucesso de 98,5% quando se utiliza a técnica clássica de retalho. Isto foi determinado através de uma experiência controlada e aleatória. [252]

ESTUDOS RELACIONADOS COM A CIRURGIA MINIMAMENTE INVASIVA

Tabela 8.

S. Não.	Autores	Estudo Conceção	Tempo	Tratamento	Doente Grupo	Resultados
1.	Harrel SK et al (1999)	Coorte estudo	Elevan Meses	NÉVOA e PEM	16 doentes com 160 locais	A investigação descobriu que a integração do MIS com o EMP conduz a reduções notáveis na profundidade da sonda (PD) e a melhorias no CAL, sem causar qualquer aumento substancial na recessão.
2.	Burkhardt R, Lang NP (2005)	Coorte	Seis Meses		10 pacientes	Nas medições estatísticas, verificou-se que os locais de teste tinham uma cobertura média de recessão calculada em 99,4 ± 1,7%, enquanto os locais de controlo tinham uma cobertura média de 90,8 ± 12,1% após o primeiro mês de duração da cicatrização.

3.	Cortellini P et al (2007)	Coorte de casos	Um ano	Integração do EMD no MIST	Para além do MIST, existiam treze defeitos intra-ósseos.	A combinação de MIST e EMD conduziu a grandes melhorias clínicas, reduzindo simultaneamente a quantidade de morbilidade sentida pelos doentes.
4.	Cortellini Animais de estimação (2007)	Caso coorte	Um ano	Defeitos intra-ósseos profundos, para além de MIST e EMD.	40 defeitos intra-ósseos para além do MIST	MIST combinado com EMD, o que levou à obtenção de resultados clínicos excepcionais com uma quantidade mínima de morbilidade durante e após a operação.
5.	Cortellini P et al (2009)	Caso coorte	Um ano	Defeitos intra-ósseos profundos, para além de MIST e EMD.	Para além do EMD, existem 44 defeitos intra-ósseos e MIST.	A combinação MIST + EMD demonstrou excelentes resultados clínicos e uma incidência muito baixa de morbilidade nos doentes.
6.	Cortellini P et al (2009)	Coorte	Um ano	combinação do M-MIST, deficiências intra-ósseas profundas e a utilização de EMD	Vinte ou mais defeitos intra-ósseos	A morbilidade dos doentes foi significativamente reduzida em resultado da M-MIST e os resultados clínicos foram significativamente melhorados.

7.	Cortellini Animais de estimaç ão (2010)	Caso coorte	Um ano	Determinar a eficácia da cicatrização de MIST, EMD e defeitos intra-ósseos profundos após a sua utilização conjunta.	Para além do MIST e do EMD, bem como do microscópio e dos instrumentos microcirúrgi cos, existiam quarenta "defeitos intra-ósseos".	Os resultados clínicos que resultam da utilização de MIST em conjunto com EMD parecem ser influenciados pela morfologia dos defeitos e pela suscetibilidade à hemorragia.
8.	Ribeiro FV et al (2010)	Coorte	Seis Mese s	Os defeitos intra-ósseos EMD eMIST estão todos incluídos.	Vinte "defeitos intra-ósseos", para além do MIST e do EMD.	Os parâmetros clínicos registaram melhorias significativas em resultado da combinação de MIST e EMD.

| 9. | Harrel SK et al (2010) | Coorte | Seis Anos | | Havia 142 sítios em 13 pacientes. | Em conjunto, o MIST e o EMD conduziram a uma diminuição considerável da DP e a uma melhoria da CAL, para além da ausência de qualquer recessão percetível. Estes resultados foram obtidos através da combinação dos dois tratamentos. Os resultados após 11 meses mantiveram-se inalterados aos seis anos. |
| 10. | Cortelli ni P et al (2011) | Ensaio clínico aleatóri o e controla do | Um Ano | Para além do M-MIST isolado, também pode ser EMD ou EMD mais xenoenxerto (BMDX) em conjunto com defeitos intra-ósseos é um processo combinado. | quarenta e cinco defeitos intra-ósseos profundos isolados | Foram alcançadas melhorias clínicas e radiográficas significativas através da utilização do M-MIST, independentem ente da presença ou não de materiais regenerativos. |

11.	Cortellini P et al (2011)	Ensaio clínico aleatório e controlado	Um Ano	M-MIST (CG) M-MIST + EMD (CG) M MIST+EMD +BMDX(TG)	30 pacientes com defeitos intra-ósseos	Nenhum paciente relatou ter sentido qualquer dor durante ou após a operação. Registaram-se diferenças estatisticamente significativas entre os três grupos em termos de redução da profundidade da bolsa de sondagem, aumento do nível de inserção clínica (CAL) e preenchimento ósseo entre os pontos de referência e um ano. Estas diferenças foram encontradas dentro dos grupos.

12.	Leonardo Trombelli e outros (2012)	Ensaio clínico aleatório e controlado	Seis Meses	DFA (CG) SFA (TG)	10 defeitos intra-ósseos em 10 pacientes	Quando o doente foi submetido a cirurgia, descobriu-se que o seu nível de fixação clínica (CAL) era inferior. Aquando dos procedimentos cirúrgicos, a profundidade da sonda era de $9,0 \pm 2,8$ milímetros e, após o procedimento, era de $3,8 \pm 1,5$ milímetros.
13.	Ribeiro FV et al (2012)	Ensaio clínico aleatório e controlado	Seis Meses	Estão incluídos o EMD, o MIST e os "defeitos intra-ósseos".	Os indivíduos com deficiências intra-ósseas foram distribuídos aleatoriamente por um de dois grupos: 1) MIST com EMD ou 2) MIST isolado. Um total de trinta pacientes foram incluídos em ambos os grupos.	De acordo com os resultados da técnica MIST para o tratamento de defeitos intra-ósseos, a utilização do EMD não proporcionou quaisquer vantagens que ultrapassassem a norma.
14.	Steffer MR, Harrel S K, (2013)	Controlo de casos	Seis Meses	MIST\Recorte convencional para tratamento intraósseo	15 pacientes em cada grupo	Parece que ambas as abordagens produzem resultados comparáveis entre si.

15.	Cosyn J e outros (2013)	Ensaio aleatóri o controla do	Um ano	Um ganho de CAL inferior ou igual a um milímetro e um aumento avançado da recessão gengival superior a um milímetro são os factores de risco que devem ser identificados para determinar a probabilidade de fracasso.	Um total de 95 indivíduos com hábitos não-fumadores e defeitos infra-ósseos interdentário s foram incluídos no estudo.	Os procedimentos MIST e xenoenxerto apresentaram resultados clínicos positivos ao fim de um ano, apesar de a estética do tecido mole não poder ser preservada na sua totalidade.
16.	Ribeiro FV et al (2016)	Ensaio clínico aleatóri o e controla do	Um ano	Nos defeitos intra-ósseos, foram avaliadas e analisadas as alterações clínicas e microbiológicas de MINST e MIST.	Os pacientes com deficiências intra-ósseas no MINST e no MIST foram os dois grupos que receberam dentes de raiz única numa distribuição aleatória. grupo de tratamento. Foram avaliados um total de vinte e nove pacientes.	No tratamento de defeitos intra-ósseos, os resultados clínicos e as alterações microbiológica s gerados pelo MINST e pelo MIST foram idênticos e comparáveis ao longo de um ano durante o período de acompanhame nto.

| 17. | Ghezzi C et al (2016) | Ensaio clínico aleatório e controlado | Um ano | Defeitos periodontais MIST+. | Vinte pacientes com defeitos infra-ósseos foram seleccionados aleatoriamente para o grupo de regeneração tecidular guiada (GTR) ou para o grupo de redução interproximal (IPR). | Ambos os grupos mostraram uma melhoria notável no que diz respeito às características clínicas, embora não tenham sido encontradas alterações discerníveis entre os grupos. A combinação da técnica cirúrgica minimamente invasiva (MIST) com a regeneração tecidular guiada (GTR) tem mostrado resultados altamente favoráveis na disciplina de regeneração indutiva dos tecidos periodontais (IPR). 1 ano |
| 18. | Mario Aimetti et al (2017) | Ensaio clínico aleatório e controlado | 24 Meses | Abordagem sem retalho MIST– SFA (ou) M MIST | 30 intra-ósseos ≥3 mm registados. | Ambos os métodos de terapia deram resultados comparáveis em termos de diminuição da profundidade de sondagem (PD) e do aumento do nível de inserção clínica (CAL) aos vinte e quatro meses. |

19.	Sharma SK, Singh N, Malhotra L, Vaish S (2017)	Ensaio clínico aleatório e controlado	3 Meses	CAF+ CONDICIONAMENTO DE RAÍZES COM EDTA	20 sítios seleccionados	Em comparação com a macrocirurgia típica, a microcirurgia está associada a um menor nível de dor e a um melhor resultado global.
20.	Rajendran V et al (2018)	Ensaio aleatório o controlado	6 Meses	MICAF+MC AF	7 pacientes com 14 locais	Após um período de seis meses, não foram observadas diferenças estatisticamente significativas entre os locais MICAF e MCAF em termos da alteração da profundidade da recessão gengival, largura da recessão gengival, nível de ligação clínica, largura do tecido queratinizado, média e cobertura total da raiz.

| 21. | Nabila Ahmad et al., (2019) | Ensaio clínico aleatório e controlado | 6 Meses | M-MIST (CG) M MIST+PRF (TG) | PPD e CAL de pelo menos 5 milímetros estavam presentes em 36 doentes. | Durante os períodos de três e seis meses, foram feitas comparações entre os grupos, e os resultados mostraram que ambos os grupos tinham demonstrado melhorias consistentemente significativas na DPP e na CAL, respetivamente. |
| 22. | Mizutani K e outros (2021) | Estudo de coorte | 3 Anos | Comparação de EMD e MIST em pacientes com e sem diabetes | O grupo diabético tinha dez sítios com dez indivíduos, enquanto o grupo não diabético tinha vinte sítios com dezoito indivíduos. | Tanto o grupo de diabéticos como o de não diabéticos registaram uma diminuição substancial da profundidade que a bolsa de sondagem possui. No grupo de pessoas com diabetes mellitus, registou-se um aumento tanto do nível de inserção clínica (NIC) com preenchimento radiográfico do defeito, como no grupo sem diabetes mellitus |

| 23. | Naicker M e outros (2021) | Estudo de coorte | 1 Ano | NIT+PSRP | A NIT foi administrada a 21 pacientes e a doença periodontal foi tratada a 21 pacientes. raspagem e alisamento radicular assistidos por endoscopia (PSRP) | Os marcadores clínicos e radiológicos sofreram alterações significativas. foram trazidos como consequência da NIT. |
| 24. | Gaetano Isola et al (2024) | Ensaio clínico aleatório e controlado | 1 Ano | MINST/Q-SI | Um total de 42 doentes foi aleatoriamente selecionado para receber o tratamento MINST ou Q-SI. | O MINST reduziu significativamente os níveis de PCR do que os doentes Q-SI. |

POTENCIAL FUTURO DA CIRURGIA PERIODONTAL MINIMAMENTE INVASIVA

A adesão entusiástica das profissões médicas e dentárias à cirurgia minimamente invasiva, bem como à terapia não cirúrgica, posicionou a terapia periodontal para o sucesso futuro.

Terapia periodontal: os seus objectivos e potenciais armadilhas

É bastante improvável que os conceitos fundamentais da terapia periodontal se alterem; isto é verdade independentemente do método físico que é utilizado. A maioria das pessoas é de opinião que a microbiota em si, bem como a reação do corpo à microbiota e aos seus metabolitos, são os factores que conduzem às doenças periodontais. Uma componente do tratamento consistirá em restabelecer o equilíbrio deste mecanismo dinâmico, a fim de diminuir a quantidade de danos causados aos tecidos. Atualmente, manter uma boa higiene oral é crucial para eliminar os factores etiológicos locais, mas tem um impacto mínimo na reação sistémica. O mecanismo de defesa do organismo desempenha um papel importante na prevenção das doenças periodontais, que provocariam a perda rápida dos dentes se não estivessem presentes.

A terapia periodontal, utilizando um método convencional ou minimamente invasivo, procura atenuar as condições que aumentam a probabilidade de danos periodontais, reparar os danos existentes e evitar a recorrência da doença.

Terapia não cirúrgica

Se as superfícies radiculares forem completamente limpas de cálculo e biofilme, existe a possibilidade de ocorrer uma regeneração "espontânea" dos tecidos periodontais. Se uma abordagem não cirúrgica se tornar viável, o tratamento periodontal cirúrgico pode deixar de ser necessário. A questão reside no facto de, em muitos casos, ser atualmente necessário um acesso cirúrgico para um desbridamento completo quando se utilizam métodos convencionais. O principal desafio que se coloca à terapia periodontal não cirúrgica reside na inadequação da tecnologia existente para a visualização da bolsa. Está planeado um próximo lançamento do endoscópio de fibra de vidro, marcando a sua terceira geração.

A tecnologia atualmente disponível será utilizada neste dispositivo, mas a qualidade da imagem será significativamente melhorada. Atualmente, esta tecnologia está disponível; no entanto, não é economicamente viável neste momento. Isto significa que o método atual de tratamento, que envolve a utilização de um endoscópio de fibra de vidro, não será alterado pela introdução de um videoscópio para terapia periodontal não cirúrgica. No entanto, a terapia deverá ser significativamente mais fácil de efetuar em resultado da visualização melhorada. As técnicas de eliminação de depósitos que têm origem nas raízes também serão melhoradas. Uma estratégia alternativa poderia envolver o desenvolvimento de um dispositivo de deteção de cálculos que pode ser utilizado juntamente com o videoscópio. Quando vista através do videoscópio, uma ponta de ultra-sons mais convencional ou uma pequena cureta de Gracey parecem enormes em comparação com as ilhas de cálculo que se encontram na superfície da raiz. Um instrumento associado a um detetor de cálculo seria o ideal. O instrumento seria capaz de detetar e eliminar o cálculo enquanto ele estivesse "na mira".

Terapia cirúrgica

Tendo em conta as configurações anatómicas que constituem o sistema radicular e a extensão da degenerescência óssea, é muito provável que, num futuro não muito distante, seja necessária uma intervenção cirúrgica para conseguir a regeneração. É importante ultrapassar a dificuldade inerente a esta intervenção, de modo a aceder a um número suficiente de regiões das superfícies radiculares onde se forma o cálculo. Com o objetivo de aceder a um número suficiente de superfícies radiculares, este é um passo essencial. A visualização e o acesso a quase todas as superfícies radiculares são possíveis com a utilização do videoscópio, independentemente das incisões extremamente pequenas que são efectuadas. Este é o caso mesmo quando as incisões são bastante pequenas. No entanto, o videoscópio atual é demasiado grande para retratar de forma precisa a maioria das furcações que são consideravelmente mais extensas do que uma furca de classe I. A grande maioria das furcações está de acordo com esta afirmação. Como consequência, é necessário um videoscópio significativamente mais compacto. Para procedimentos cirúrgicos minimamente invasivos, o tamanho ideal do instrumento seria de cerca de 0,5 milímetros de circunferência. Isto permitiria obter os melhores resultados possíveis. Atualmente, existe a possibilidade técnica de concretizar este objetivo, mas não é possível pô-lo em prática. Num futuro não muito distante, é bastante provável que estes obstáculos sejam um obstáculo que possa ser ultrapassado. É urgente a criação de instrumentos que possam ser utilizados de forma muito mais selectiva do que os que existem atualmente. Assim sendo, estes instrumentos seriam considerados como versões "micro" dos que estão a ser utilizados atualmente.

É possível que, no futuro, seja possível "curar" ou preencher estas deficiências utilizando uma variação das tecnologias que estão presentes no processo de recalcificação de manchas cariosas anteriores, que está a ser utilizado atualmente. Devido ao facto de a tecnologia de recalcificação de cáries se encontrar ainda numa fase preliminar de desenvolvimento, não se sabe ao certo se esta técnica, em conjunto com outras técnicas, pode ou não ser utilizada para os problemas que se colocam na terapia periodontal. Existe outra área que requer cuidados especiais, a excisão do tecido de granulação das irregularidades periodontais é o procedimento que está a ser discutido aqui. Isto é conseguido com o acesso limitado que é oferecido pela cirurgia minimamente invasiva. No passado, foi produzido um vasto leque de instrumentos mecânicos com o objetivo de remover o tecido de granulação; no entanto, nenhum destes instrumentos provou ser completamente eficiente ou revelou-se inadequado para utilização com métodos que envolvem a realização de pequenas incisões. Lasers, instrumentos rotativos e curetas ultra-sónicas afiadas são os componentes que os constituem. Existe muita controvérsia sobre a quantidade de tecido de granulação que é necessário eliminar para que os procedimentos de regeneração sejam bem sucedidos. É possível que as bactérias sejam um dos factores que levaram à eliminação do tecido de granulação. Pode dizer-se que a maioria do tecido que rodeia uma lesão periodontal se encontra no mesmo estado antes e imediatamente após a cirurgia, apesar de isso ser verdade. Se for removida uma quantidade adequada de tecido de granulação, a superfície radicular pode ser desbridada para facilitar o processo de cicatrização, o que é muito provável. Este é o caso, uma vez que a superfície da raiz é desbridada.

A remoção de quantidades substanciais de tecido de granulação pode tornar-se supérflua à medida que os dispositivos de visualização se tornam mais compactos. As actuais técnicas cirúrgicas minimamente invasivas são adequadas a muitas técnicas de regeneração. A pequena abertura de acesso permite a colocação sem esforço de todos os agentes biológicos líquidos ou semilíquidos, sendo as proteínas morfogénicas ósseas recombinantes e as proteínas da matriz do esmalte exemplos dessas proteínas.

O OBJECTIVO DA MODALIDADE DE TERAPIA PERIODONTAL MINIMAMENTE INVASIVA

Um dos objectivos do tratamento periodontal minimamente invasivo será realizar uma amálgama de tratamento cirúrgico e não cirúrgico minimamente invasivo. É provável que, num futuro não muito distante, a tecnologia torne viável o tratamento da doença periodontal através de feridas que são menos destrutivas do que as que são atualmente causadas pela inserção de uma cureta típica numa bolsa ou sulco periodontal não danificado. Tal constituiria um avanço significativo no que respeita ao tratamento das doenças periodontais. Uma abordagem ao tratamento deste tipo, considerada minimamente invasiva, poderia incluir a inserção de duas agulhas de tamanho médio no tecido gengival, com uma agulha possivelmente colocada na superfície vestibular e a outra na superfície lingual. A partir daí, toda e qualquer manipulação seria efectuada através destas agulhas. Ao mesmo tempo que a primeira agulha facilitaria a visualização, a segunda agulha facilitaria a remoção de cálculos, o alisamento das raízes e a colocação de elementos regenerativos depois de removidos. O avanço tecnológico necessário para implementar este procedimento ou um procedimento comparável é menos importante do que aquele que nos fez passar da gengivectomia para uma abordagem cirúrgica regenerativa convencional. Isto apesar do facto de um tratamento deste tipo poder ser considerado uma quimera neste momento. Há uma boa hipótese de a tecnologia que está atualmente na vanguarda dos cuidados periodontais minimamente invasivos, tanto cirúrgicos como não invasivos, ser considerada arcaica nas próximas três décadas. Quando se trata de cuidados periodontais, o potencial para futuros avanços é praticamente ilimitado. A probabilidade de os procedimentos de tratamento se tornarem mais eficazes, reduzindo simultaneamente o seu nível de invasividade, é muito elevada.

CONCLUSÃO

A cirurgia periodontal tem sofrido transformações significativas ao longo dos anos, passando da eliminação de bolsas para a redução de bolsas e avançando agora para a era da regeneração, devido ao desenvolvimento de novas tecnologias que têm sido introduzidas e ao armamentário. Os cirurgiões estão atualmente concentrados em realizar cirurgias mais fáceis de utilizar, menos invasivas e esteticamente mais agradáveis para os pacientes. O seu principal objetivo é colocar o conforto, o prazer e os resultados centrados no doente no topo das suas prioridades junto dos seus pacientes. A ideia de "prolongar para prevenir" foi ultrapassada pelo conceito de "conservar para preservar".

Como resultado do avanço das técnicas de cirurgia minimamente invasiva, verificaram-se inúmeros benefícios, incluindo uma duração mais curta, uma melhor estabilidade da ferida devido aos retalhos minimamente mobilizados, uma cicatrização favorecida, um encerramento primário da ferida que é estável, para além de uma diminuição significativa da morbilidade do doente durante e após o procedimento cirúrgico.

No tratamento da doença periodontal e na regeneração do tecido periodontal que foi destruído, a utilização de MIS é um dos avanços mais significativos que proporcionou estes progressos. Em comparação com os procedimentos mais convencionais de destartarização e alisamento radicular, os principais benefícios destes procedimentos podem incluir as seguintes possibilidades: (i) a diminuição da probabilidade de trauma pós-operatório, resultando num aumento da estabilidade dos tecidos e, consequentemente, numa melhoria das alterações da margem gengival; (ii) vantagens visualmente agradáveis, que são especialmente relevantes para áreas estéticas devido à diminuição da recessão gengival; juntamente com (iii) o potencial para uma diminuição da hipersensibilidade após o tratamento (embora isto tenha de ser avaliado através de avaliações de resultados relatados pelos pacientes).

O MIS tem o potencial de causar reduções na doença periodontal (DP) e aumentos no alvéolo periodontal (CAL) de uma forma comparável à cirurgia convencional com retalho, como a ressecção gengival (RTG), ao mesmo tempo que resulta numa recessão pós-operatória reduzida. Como resultado da implementação do VMIS, o acesso visual aos locais cirúrgicos foi melhorado e verificou-se um aumento percetível da altura dos tecidos moles durante um período de tempo que pode mesmo estender-se até três anos após o tratamento. Para além disso, de acordo com os resultados dos questionários de satisfação recebidos pelos pacientes, estes relataram que sentiram muito pouco ou nenhum desconforto pós-operatório, juntamente com um elevado nível de prazer com os processos do Sistema de Informação de Gestão (MIS). É por isso que o MIS demonstrou ser capaz de proporcionar transformações na altura dos tecidos moles, na PD e na CAL que são clínica e estatisticamente significativas quando é utilizado em procedimentos regenerativos periodontais. Isto apesar do facto de a técnica ter de ser avaliada. O objetivo da investigação adicional é a realização de um ensaio controlado aleatório.

Mais especificamente, as técnicas não cirúrgicas que são menos invasivas, como o MINST, têm o potencial de resultar nos seguintes resultados: (i) uma redução do tempo de cadeira e do tempo de cicatrização, o que tem consequências menos substanciais para os pacientes; (ii) baixa morbilidade, bem como lesões traumáticas no tecido; e (iii) uma redução média semelhante e um aumento da PPD na CAL quando comparada com a cirurgia regenerativa/reconstrutiva cirúrgica para defeitos intra-ósseos.

Considerando todos os factores, o MINST tem potencial para ser uma alternativa eficaz aos procedimentos cirúrgicos, apresentando resultados clínicos comparáveis e reduzindo o tempo de permanência na cadeira. No entanto, é inegável que a intervenção cirúrgica pode ser necessária em certos casos, especialmente para defeitos intra-ósseos e locais de molares, com o objetivo de alcançar o desfecho clínico pretendido, que é um PPD inferior a cinco milímetros e sem sangramento à sondagem.

Em comparação com os resultados do MINST e do desbridamento periodontal não cirúrgico de rotina, o número de locais com doença periodontal (DP) medindo pelo menos 5 milímetros e ossificação óssea (BOP) e outros critérios clínicos diminuiu drasticamente. Além disso, num modelo de regressão logística multinível e multivariado, verificou-se que o maior número de locais residuais com DP igual ou superior a 5 milímetros mais o osso da boca (BOP) estava relacionado com o género masculino e os dentes molares. À luz destes factos, é razoável afirmar que o regime MINST é um tratamento inicial não cirúrgico clinicamente favorável para a periodontite de estádio III, que é largamente marcada pela perda óssea na região supra-alveolar. Os resultados deste tratamento são comparáveis aos da abordagem clássica.

Apesar de as evidências apresentadas acima nos levarem a concluir que a cirurgia periodontal minimamente invasiva é menos invasiva, mais rápida de executar e menos mórbida do que os tratamentos com retalhos de acesso típicos. Por outro lado, o facto de existirem poucos estudos que comparem expressamente a MIS com os procedimentos tradicionais de retalho demonstra que estes resultados são arbitrários. Por conseguinte, existem atualmente dados inadequados para mostrar os resultados positivos de um tratamento cirúrgico periodontal minimamente invasivo em comparação com os de uma cirurgia de retalho de acesso convencional em termos da sua eficácia no tratamento de problemas periodontais intra-ósseos. Isto deve-se ao facto de a cirurgia com retalho de acesso ser mais comum. Isto deve-se ao facto de a cirurgia de retalho de acesso ser mais comum.

Regenerar os tecidos perdidos e reduzir ou eliminar a degeneração que está associada à doença periodontal progressiva têm sido os principais objectivos da cirurgia periodontal desde há muito tempo.

As tecnologias de ampliação permitiram aos cirurgiões de várias disciplinas aceder a áreas até então desconhecidas e melhorar as suas oportunidades. A colocação de implantes numa só fase e numa só peça, que permite a carga imediata dos implantes, proporciona ao doente uma boa recuperação dos tecidos moles e reduz significativamente o desconforto pós-operatório. A utilização de cirurgia sem retalho demonstrou ter uma elevada taxa de sucesso, com uma quantidade mínima de desconforto ou edema pós-operatório e uma necessidade reduzida de analgésicos, quando comparada com outros procedimentos cirúrgicos. Consequentemente, a utilização de uma única fase de inserção de implante de peça única, carga instantânea e uma operação sem retalho que é efectuada através da camada mucosa está a ser utilizada como um tipo de procedimento que pode ser utilizado como minimamente invasivo e que oferece vantagens substanciais. Este método é muito apreciado tanto pelos médicos como pelos pacientes que se submetem à cirurgia.

As tecnologias laser avançadas proporcionam uma manipulação precisa do corte de tecidos, permitindo vários procedimentos e acomodando diferentes tipos de tecidos. Estes lasers são capazes de cortar tecidos moles de forma eficiente e limpa, o que ajuda a garantir o conforto do paciente e uma boa hemostase. A capacidade da medicina dentária a laser para obter melhores resultados utilizando menos anestesia e causando danos mínimos nos tecidos dentários é uma das vantagens mais significativas dos lasers médicos em medicina dentária. Tendo em conta as inúmeras vantagens que a terapia laser oferece, está a tornar-se um componente indispensável para os consultórios dentários e outros sectores médicos no futuro. Os aspectos técnicos dos lasers, bem como as muitas aplicações dos lasers em medicina dentária, são algo com que os dentistas têm de estar familiarizados e totalmente formados.

O futuro previsível apresenta o potencial para um avanço contínuo no sentido de uma abordagem preventiva primária menos invasiva, devido aos avanços que têm sido feitos no domínio das tecnologias de diagnóstico, prevenção e tratamento. Embora isto seja verdade, há uma série de obstáculos que têm de ser ultrapassados para que esta abordagem seja completamente integrada na prática clínica. Estes obstáculos incluem barreiras culturais, económicas e técnicas.

REFERÊNCIAS

1. Kononen, E.; Gursoy, M.; Gursoy, U.K. Periodontitis: A Multifaceted Disease of Tooth-Supporting Tissues (Uma doença multifacetada dos tecidos de suporte dos dentes). J. Clin. Med. 2019, 8, 1135.

2. Papapanou, Panos N.; Sanz, Mariano; Buduneli, Nurcan; Dietrich, Thomas; Feres, Magda; Fine, Daniel H.; Flemmig, Thomas F.; Garcia, Raul; Giannobile, William V.; Graziani, Filippo; Greenwell, Henry. (2018). Periodontite: Relatório de consenso do grupo de trabalho 2 do Workshop Mundial de 2017 sobre a Classificação de Doenças e Condições Periodontais e Peri-Implantares. Jornal de Periodontologia, 89(), S173-S182

3. Wickham J, Fitzpatric JM. Minimally invasive surgery (Cirurgia minimamente invasiva). Br J Surg. 1990; 77:721-722.

4. Daniel RK. Microsurgery: through the looking glass. N Engl J Med. 1979;300(22):1251–1257.

5. Serafin D. Microcirurgia: Passado, presente e futuro. PlastReconstr Surg. 1980; 66:781-785. 2. Serafin D.

6. Barraquer JI. A história da microcirurgia em cirurgia ocular. J Microsurg. 1980; 1:288-299.

7. Fitzpatrick JM, Wickham JE. Minimally invasive surgery Br J Surg. 1990; 77:721-722.

8. Hunter JG, Sackier JM. Cirurgia minimamente invasiva de alta tecnologia; para o século XXI. In: Hunter e Sackier JM (eds), Minimally Invasive Surgery. 1993 Nova Iorque McGraw-Hill:3-6

9. Tibbetts LS, Shanelec D. Microcirurgia periodontal Dent Clin North Am. 1998;42:339-59

10. Harrel SK, Wilson TG, Nunn ME. Avaliação prospetiva da utilização de proteínas da matriz do esmalte com cirurgia minimamente invasiva: Resultados de seis anos. J Periodontol. 2005; 76:380-4.

11. Harrel SK. Ree TD. Remoção de tecido de granulação em procedimentos de rotina e minimamente invasivos. Compend Contin Educ Dent 1995; 16:960,964.

12. Harrel TK, Nunn ME. Comparação longitudinal do estado periodontal de pacientes com doença periodontal moderada a grave que não receberam qualquer tratamento, tratamento não cirúrgico e tratamento cirúrgico, utilizando locais individuais para análise. J Periodontol 2001; 72:1509-19.

13. Harrel SK. Uma abordagem cirúrgica minimamente invasiva para a regeneração periodontal: técnica cirúrgica e observações. J Periodontol 1999:70:1547-57.

14. Belcher JM. Uma perspetiva da microcirurgia periodontal. Int J Periodontics Restorative Dent. 2001;21(2):191-196.

15. Cortellini P, Tonetti MS, Lang NP, Suvan JE, Zucchelli G, Vangsted T. O retalho simplificado de preservação da papila no tratamento regenerativo de defeitos intra-ósseos profundos: resultados clínicos e morbilidade pós-operatória. J Periodontol. 2001;72(12):1702–1712.

16. Cortellini P, Tonetti M. Desempenho clínico de uma estratégia regenerativa para defeitos intra-ósseos: evidência científica e experiência clínica. J Periodontol. 2005;76(3):341-350.

17. Onishi M. Arthroscopy of the temporomandibular joint (author's transl). Kokubyo Gakkai Zasshi. 1975;42(2):207-213.

18. Cortellini P, Tonetti MS. Técnica cirúrgica minimamente invasiva e derivado da matriz do esmalte em defeitos intra-ósseos. I: Resultados clínicos e morbilidade. J Clin Periodontol. 2007;34(12):1082–1088.

19. Cortellini P, Tonetti MS. Melhoria da estabilidade da ferida com uma técnica cirúrgica minimamente invasiva modificada no tratamento regenerativo de defeitos intra-ósseos interdentários isolados. J Clin Periodontol. 2009; 36:157-163

20. Cortellini P, Pini-Prato G, Tonetti M. A preservação simplificada da papila f lap. Uma nova abordagem cirúrgica para a gestão de tecidos moles em procedimentos regenerativos. Int J Periodontics Rest dent 1999:19:589-99.

21. Cortellini P, Pini-Prato G, Tonetti M. A técnica de preservação da papila modificada. Uma nova abordagem cirúrgica para procedimentos regenerativos interproximais. J Periodontol 1995; 66:261-6.

22. Cortellini P, Pini-Prato G, Tonetti M. Regeneração periodontal de defeitos infra-ósseos humanos com membranas reforçadas com titânio. Um ensaio clínico controlado. J Periodontol 1995; 66:797-803.

23. Pierpaolo Cortellini, Minimally Invasive Surgical Techniques in Periodontal Regeneration, Journal of Evidence Based Dental Practice, 10.1016/S1532-3382(12)70021-0, 12, 3, (89-100), (2012).

24. Ng E, Tay JRH, Ong MMA. Periodontologia Minimamente Invasiva: Uma Filosofia de Tratamento e uma Abordagem Sugerida. Int J Dent. 2021 Jun 22; 2021:2810264. PMID: 34257659; PMCID: PMC8245214.

25. Goldman HM. Curetagem subgengival; uma justificação. J Periodontol. 1948;19(2):54- 62.

26. Aleo JJ, De Renzis FA, Farber PA, Varboncoeur AP. A presença e a atividade biológica da endotoxina ligada ao cemento. J Periodontol. 1974;45(9):672- 675. doi:10.1902/jop.1974.45.9.672

27. Neumann R. Die Alveolar- Pyorrhea und ihreBehandlung. Meusser; 1912.

28. Widman L. O tratamento operatório da piorreia alveolar. Um novo método cirúrgico. Sven TandlakarTidske. 1918;(Suppl 338):853- 860.

29. Ramfjord SP, Nissle RR. O retalho de Widman modificado. J Periodontol. 1974;45(8):601- 607.

30. Ribeiro FV, Mehta JJ, Monteiro MF, Moore J, Casati MZ, Nibali L. Invasividade mínima na terapia periodontal não cirúrgica. Periodontologia 2000. 2023 Fev;91(1):7-19.

31. Pihlstrom BL, Ortiz-Campos C, McHugh RB. Um estudo randomizado de quatro anos de terapia periodontal. J Periodontol. 1981;52(5):227- 242.

32. Pihlstrom BL, McHuon RB, Oliphant TH, Ortiz-Campos C. Comparação do tratamento cirúrgico e não cirúrgico da doença periodontal - uma revisão dos estudos actuais e resultados adicionais após 6 anos e meio. J Clin Periodontol. 1983;10(5):524- 541.

33. Morrison EC, Ramfjord SP, Hill RW. Efeitos a curto prazo do tratamento periodontal inicial não cirúrgico (fase higiénica). J Clin Periodontol. 1980;7(3):199- 211.

34. Hammerle CHF, Joss A, Lang NP. Efeitos a curto prazo da terapia periodontal inicial (fase higiénica). J Clin Periodontol. 1991;18(4):233- 239.

35. Ramfjord SP. Alisamento radicular e curetagem. Int Dent J. 1980;30(2):93- 100.

36. Caffesse RG, Sweeney PL, Smith BA. Scaling and root planing with and without periodontal flap surgery. J Clin Periodontol. 1986;13(3):205- 210.

37. Quirynen M, Bollen CM, Vandekerckhove BN, Dekeyser C, Papaioannou W, Eyssen H. Desinfeção total vs. parcial da boca no tratamento de infecções periodontais: observações clínicas e microbiológicas a curto prazo. J Dent Res. 1995;74(8):1459- 1467.

38. Koshy G, Kawashima Y, Kiji M, et al. Efeitos do desbridamento ultrassónico de boca inteira com uma única visita versus desbridamento ultrassónico em quadrantes. J Clin Periodontol. 2005;32(7):734- 743.

39. Deas DE, Moritz AJ, Sagun RS, Gruwell SF, Powell CA. Scaling and root planing vs. conservative surgery in the treatment of chronic periodontitis. Periodontol 2000. 2016;71(1):128- 139.

40. Heitz-Mayfield LJA, Lang NP. Terapia periodontal cirúrgica e não cirúrgica. Conceitos aprendidos e não aprendidos. Periodontol 2000. 2013;62(1):218- 231.

41. Sultan N, Jafri Z, Sawai M, Bhardwaj A. Terapia periodontal minimamente invasiva. J Oral Biol Craniofacial Res. 2020;10(2):161- 165.

42. Stambaugh RV, Myers G, Ebling W, Beckman B, Stambaugh K. Visualização endoscópica do sulco dentário da gengiva submarginal e das superfícies radiculares dos dentes. J Periodontol. 2002;73(4):374- 382.

43. Ribeiro FV, Casarin RCV, Palma MAG, Júnior FHN, Sallum EA, Casati MZ. Resultados clínicos e centrados no paciente após abordagens minimamente invasivas não cirúrgicas ou cirúrgicas para o tratamento de defeitos intra-ósseos: um ensaio clínico randomizado. J Periodontol. 2011;82(9):1256- 1266.

44. Hunter J, Sackier J. Minimally invasive surgery (Cirurgia minimamente invasiva). Minimally Invasive High-Tech Surgery: into the 21st Century. McGraw- Hill; 1993:3- 6.

45. Harrel SK, Rees TD. Remoção de tecido de granulação em procedimentos de rotina e minimamente invasivos. Compend Contin Educ Dent. 1995;16(9):960 962, 964 passim.

46. Cortellini P, Tonetti MS. Resultados clínicos e radiográficos da técnica cirúrgica minimamente invasiva zodificada com e sem materiais regenerativos: um ensaio aleatório controlado em defeitos intra-ósseos. J Clin Periodontol. 2011;38(4):365- 373.

47. Rateitschak- Pluss EM, Schwarz J-P, Guggenheim R, Duggelin M, Rateitschak KH. Tratamento periodontal não cirúrgico: onde estão os limites? Um estudo SEM. J Clin Periodontol. 1992;19(4):240- 244.

48. Breininger DR, O'Leary TJ, Blumenshine RVH. Comparative effectiveness of ultrasonic and hand scaling for the removal of subgingival plaque and calculus. J Periodontol. 1987;58(1):9- 18. doi:10.1902/ jop.1987.58.1.9.

49. Schmidlin PR, Beuchat M, Busslinger A, Lehmann B, Lutz F. Perda de substância dentária resultante da instrumentação mecânica, sónica e ultra-sónica da raiz avaliada por cintilação líquida. J Clin Periodontol. 2001;28(11):1058- 1066.

50. Checchi L, Pelliccioni GA. Instrumentação manual versus ultra-sónica na remoção de endotoxinas de superfícies radiculares in vitro. J Periodontol. 1988;59(6):398- 402.

51. Nibali L, Pometti D, Chen T-T, Tu Y-K. Abordagem não cirúrgica minimamente invasiva para o tratamento de defeitos intra-ósseos periodontais: uma análise retrospetiva. J Clin Periodontol. 2015;42(9):853- 859.

52. Fleischer HC, Mellonig JT, Brayer WK, Gray JL, Barnett JD. Eficácia da destartarização e aplainamento radicular em dentes multirradiculares. J Periodontol. 1989;60(7):402- 409.

53. Kwan JY. Desbridamento periodontal melhorado com a utilização de micro ultra-sons, endoscopia periodontal. J Calif Dent Assoc. 2005;33(3):241- 248.

54. Harrel SK, Abraham CM, Rivera-Hidalgo F, Shulman JD, Nunn ME. Cirurgia periodontal minimamente invasiva assistida por videoscópio (V-MIS). J Clin Periodontol. 2014;41(9):900- 907.

55. John Y. Kwan, Suzanne M. Newkirk. Desbridamento Periodontal Endoscópico Ultrassónico Capítulo 3:13-53.

56. Wilson, T.G. Jr., Harrel, S.K., Nunn, M.E., Francis, B. & Webb, K. (2008) A relação entre a presença de depósitos subgengivais de origem dentária e a inflamação detectada com um endoscópio dentário. Jornal de Periodontologia, 79 (11), 2029-2035.

57. Caffesse, R.G., Sweeney, P.L. & Smith, B.A. (1986) Scaling and root planing with and without periodontal flap surgery. Jornal de Periodontologia Clínica, 13, 205-210.

58. Wilson, T.G. Jr., Carnio, J., Schenk, R. & Myers, G. (2008) Ausência de sinais histológicos de inflamação crónica após destartarização subgengival fechada e aplainamento radicular utilizando o endoscópio dentário: Biópsias humanas - um estudo piloto. Jornal de Periodontologia, 79 (11), 2036-2041.

59. Pattison, A.M. & Pattison, G.L. (2003) Dimensões da higiene dentária, instrumentação periodontal transformada. Dimensões da Higiene Dentária, 1 (2), 18-20, 22.

60. Rabbani, G.M., Ash, M.M. Jr. &Caffesse, R.G. (1981) The effectiveness of subgingival scaling and root planing in calculus removal. Journal of Periodontology, 52, 119-123.61.

61. Petersilka, G.J., Ehmke, B. & Flemming, T.F. (2002) Efeitos antimicrobianos do desbridamento mecânico. Periodontal 2000, 28, 56-71.

62. Slots, J. (2012) Terapia periodontal de baixo custo. Periodontol 2000, 60 (1), 110-137.

63. Fox SC, Moriarty JD, Kusy RP. Os efeitos da destartarização de uma superfície de implante de titânio com instrumentos de metal e plástico: um estudo in vitro. J Periodontol. 1990; 61:485.

64. Ruhling A, Kocher T, Kreusch J, et al. Tratamento de superfícies subgengivais de implantes com pontas de scaler sónico e ultrassónico revestidas a Teflon e várias curetas de implantes: um estudo in vitro. Clin Oral Implants Res. 1994; 5:19.

65. Clark R. The molecular and cellular biology of wound repair (A biologia molecular e celular da reparação de feridas). In: Clark R, ed. Wound Repair Overview and General Considerations (Visão Geral e Considerações Gerais da Reparação de Feridas). 2ª edição. Plenum Press; 1996:3- 50.

66. Wikesjö UM, Nilvéus RE, Selvig KA. Significância dos eventos de cicatrização precoce na reparação periodontal: uma revisão. J Periodontol. 1992 Mar;63(3):158- 165.

67. Landén NX, Li D, Ståhle M. Transição da inflamação para a proliferação: um passo crítico durante a cicatrização de feridas. Cell Mol Life Sci. 2016;73(20):3861- 3885.

68. Aukhil I. Biologia da cicatrização de feridas. Periodontol 2000. 2000;22(1):44- 50.

69. Polimeni G, Xiropaidis AV, Wikesjö UME. Biologia e princípios da cicatrização/regeneração de feridas periodontais. Periodontol 2000. 2006; 41: 30-47.

70. Wilson TG, Carnio J, Schenk R, Myers G. Ausência de sinais histológicos de inflamação crónica após destartarização subgengival fechada e alisamento radicular utilizando o endoscópio dentário: biópsias humanas - um estudo piloto. J Periodontol. 2008;79(11):2036- 2041.

71. Cortellini P, Tonetti MS. Uma técnica cirúrgica minimamente invasiva com um derivado da matriz de esmalte no tratamento regenerativo de defeitos intra-ósseos: uma nova abordagem para limitar a morbilidade. J Clin Periodontol. 2007;34(1):87- 93.

72. Haney JM, Nilvéus RE, McMillan PJ, Wikesjö UME. Periodontal repair in dogs: expanded polytetrafluoroethylene barrier membranes support wound stabilization and enhance bone regeneration. J Periodontol. 1993;64(9):883- 890.

73. Wikesjö UM, Claffey N, Egelberg J. Reparação periodontal em cães. Efeito do tratamento com heparina da superfície radicular. J Clin Periodontol. 1991 Jan;18(1):60- 64.

74. Ghezzi C, DonghiC,FerrantincL,VaroniE.Aspirador cirúrgico ultrassónico para tratar defeitos infra-ósseos profundos: Uma nova abordagem minimamente invasiva sem retalho. Hindawi :2018:8.

75. Iorio-Siciliano V, Ramaglia L, Isola G, Blasi A, Salvi GE, Sculean A. Alterações nos parâmetros clínicos após a utilização de gel de hipoclorito de sódio local como adjuvante na terapia não cirúrgica minimamente invasiva (MINST) das bolsas periodontais: um ensaio clínico controlado e aleatório de 6 meses. Clin Oral Investig. 2021;25(9):5331 - 5340.

76. Schwarz F, Sculean A, Georg T, Reich E. Periodontal treat ment with an Er: YAG laser compared to scaling and root planing. Um estudo clínico controlado. J Periodontol 2001: 72: 361-367.

77. Miyazaki A, Yamaguchi T, Nishikata J, Okuda K, Suda S, Orima K, Kobayashi T, Yamazaki K, Yoshikawa E, Yoshie H. Efeitos do tratamento com laser de Nd:YAG e CO2 e da destartarização ultra-sónica nas bolsas periodontais de pacientes com periodontite crónica. J Periodontol 2003: 74: 175-180.

78. Kreisler M, Al Haj H, d'Hoedt B. Eficácia clínica da aplicação do laser semicondutor como adjuvante da destartarização e alisamento radicular convencionais. Lasers Surg Med 2005: 37: 350 355.

79. Kamma JJ, Vasdekis VG, Romanos GE. The effect of diode laser (980 nm) treatment on aggressive periodontitis: eval uation of microbial and clinical parameters. Photomed Laser Surg 2009: 27:11-19.

80. Lopes BM, Theodoro LH, Melo RF, Thompson GM, Mar cantonio RA. Avaliações de acompanhamento clínico e microbiológico após tratamento periodontal não cirúrgico com laser erbium:YAG e raspagem e alisamento radicular. J Periodon tol 2010: 81: 682-691.

81. Kelbauskiene S, Baseviciene N, Goharkhay K, Moritz A, Machiulskiene V. One-year clinical results of Er, Cr:YSGG laser application in addition to scaling and root planing in patients with early to moderate periodontitis. Lasers Med Sci 2011: 26: 445-452.

82. Eltas A, Orbak R. Efeitos clínicos das aplicações do laser Nd:YAG durante o tratamento periodontal não cirúrgico em pacientes fumadores e não fumadores com periodontite crónica. Pho tomed Laser Surg 2012: 30: 360-366.

83.   Saglam M, Kantarci A, Dundar N, Hakki SS. Efeitos clínicos e bioquímicos do laser de díodo como adjuvante do tratamento não cirúrgico da periodontite crónica: um ensaio clínico aleatório e controlado. Lasers Med Sci 2014: 29:37-46

84.   Schluger, S. (1949) Ressecção óssea: Um princípio básico na cirurgia periodontal. Cirurgia Oral, Medicina Oral, Patologia Oral, 2, 361.

85.   Ramfjord, S. & Nissle, R. (1974) O retalho de Widman modificado. Jornal de Periodontologia, 45 (8), 601-607.

86.   Schallhorn, R., Hiatt, W. & Boyce, W. (1970) Iliac transplants in periodontal therapy. Jornal de Periodontologia, 41 (10), 566-580.

87.   Reinhardt, R., Johnson, G. & Tussing, G. (1985) Root planing with interdental papilla reflection and fiber optic illumination. Journal of Periodontology, 56, 721-726.

88.   Harrel, S.K. (1998) Uma abordagem cirúrgica minimamente invasiva para enxertos ósseos. Jornal Internacional de Periodontia e Dentisteria Restauradora, 18, 161-169.

89.   Matuliene, G., Pjetursson, B.E., Salvi, G.E. et al. (2008) Influência das bolsas residuais na progressão da periodontite e perda de dentes: Resultados após 11 anos de manutenção.Journal of Clinical Periodontology, 35, 685-695.

90.   Murphy, K.G. & Gunsolley, J.C. (2003) Regeneração tecidular guiada para o tratamento de defeitos periodontais intra-ósseos e de furca. Uma revisão sistemática. Anais de Periodontologia, 2003; 8: 266-302.

91.   Needleman, I.G., Worthington, H.V., Giedrys-Leeper, E. & Tucker, R.J. (2006) Guided tissue regeneration for periodontal infra-bony defects. Base

de dados Cochrane de Revisões Sistemáticas, 2006; (2), CD001724. Revisão.

92. Esposito, M., Grusovin, M.G., Papanikolaou, N., Coulthard, P. & Worthington, H.V. (2009) Derivado da matriz de esmalte (Emdogain) para regeneração de tecido periodontal em defeitos intra-ósseos. Uma revisão sistemática da Cochrane. Jornal Europeu de Implantologia Oral, 2009;2: 247-266. Revisão.

93. Cortellini, P. & Tonetti, M.S. (2014) Conceitos clínicos para a terapia regenerativa em defeitos intra-ósseos. Periodontologia 2000 (no prelo).

94. Cortellini, P., Nieri, M., Pini-Prato, G.P. & Tonetti, M.S. (2008) Técnica cirúrgica minimamente invasiva única (MIST) com derivado de matriz de esmalte (EMD) para tratar múltiplos defeitos intra-ósseos adjacentes. Resultados clínicos e morbilidade do paciente. Jornal de Periodontologia Clínica, 35, 605-613.

95. Sultan N, Jafri Z, Sawai M, Bhardwaj A. Terapia periodontal minimamente invasiva. Jornal de Biologia Oral e Investigação Craniofacial. 2020 Abr 1;10(2):161-5.

96. Shah C, Shah S, Modi D. Microcirurgia em periodontia Revisitada. Jornal de investigação e avanço em medicina dentária 2012;1(3).

97. Burkhardt R, Lang NP. 5ª ed. Vol 2. Blackwell Munksgaard;2008 Jan lindhe's Clinical periodontology & implant dentistry, pg-1029-1043.

98. Kang KK, Grover D, Goel V, Kaushal S, Kaur G. Microcirurgia periodontal e instrumentação microcirúrgica: uma revisão. Dental Journal of Advance Studies. 2016 Aug;4(02):074-80.

99. Calderon GM, Lagares DT, Vazquez CC, Gargallo JU, Perez LG. A aplicação da cirurgia microscópica em odontologia. Med Oral Patol Cir Bucal 2007; 12: l311-316.

100. Balakrishnan A, Tanjore Arunachalam L, Sudhakar U. Cirurgia minimamente invasiva em periodontia - Uma revisão. Int J PeriodontolImplantol 2019;4(4):130-137.

101. Tibbetts L, Shanelec D. Uma revisão dos princípios e da prática da microcirurgia periodontal. Tex Dent J2007; 124:188-204.

102. Jain R, Kudva P, Kumar R, Nagar S. Microcirurgia periodontal - factos que ampliam, resultados que maximizam. J Adv Med Dent Sci Res. 2014 Jul;2(3):24-34.

103. Shanelec DA, Watson N. A Geometria da Sutura. Workshop do Instituto de Treinamento em Microcirurgia; 1995.

104. Urbaniak J. Microsurgical Skills Development (Desenvolvimento de Competências Microcirúrgicas). Chicago: Academia Americana de Cirurgiões Ortopédicos; 1985.

105. Banowsky LH. Técnicas e princípios microvasculares básicos. Urology. 1985; 23:495-503.

106. Harrel, S.K., Wilson, T.G. Jr. & Rivera-Hidalgo, F. (2013) Um videoscópio para utilização em cirurgia periodontal minimamente invasiva. Jornal de Periodontologia Clínica, 40, 858-874.

107. Harrel SK, Abraham CM, Rivera-Hidalgo F, Shulman JD, Nunn ME. Cirurgia periodontal minimamente invasiva assistida por videoscópio (V-MIS).Resultados de 36 meses.JPeriodontol. 2017,88,528-535.

108. Harrel SK, Abraham CM, Hidalgo FR, Shulman JD, Nunn ME. Cirurgia periodontal minimamente invasiva assistida por videoscópio: resultado de

um ano e morbidade do paciente. A revista internacional de odontologia periodontal e restauradora; 2016, 36,363-371.

109. Harrel, S.K. & Wright, J.M. (2000) Tratamento da destruição periodontal associada a uma laceração cementária utilizando cirurgia minimamente invasiva. Jornal de Periodontologia, 71, 1761-1766

110. Harrel, S.K.; Valderrama, P.; Barnes, J.B.; Blackwell, E.L. Frequência de micro-sulcos na superfície radicular associados à destruição periodontal. Int. J. Periodont. Restor. Dent. 2016, 36, 841-846.

111. Trombelli L, Simonelli A, Pramstraller M, Wikesjo UM, Farina R (2010) Abordagem de retalho único com e sem regeneração tecidular guiada e um biomaterial de hidroxiapatite no tratamento de defeitos periodontais intra-ósseos. J Periodontol 81: 1256-1263. doi: 10.1902/jop.2010.100113 PMID: 20528696.

112. Trombelli L, Farina R, Franceschetti G, Calura G (2009) Abordagem de retalho único com acesso bucal em procedimentos de reconstrução periodontal. J Periodontol 80: 353-360. doi: 10.1902/jop.2009.080420 PMID:19186978.

113. Bianchi AE, Bassetti A. Desenho de retalho para cirurgia de regeneração tecidular guiada na zona estética: A técnica da "cauda de baleia". Int J Periodontics Restorative Dent 2009; 29:153-9.

114. Damante CA, Sant'Ana AC, Rezende ML, Greghi SL, Passanezi E. Regeneração tecidual guiada e preservação de papila com retalho "cauda de baleia". JSM Dent 2013; 1:1017-21.

115. Kuriakose A, Ambooken M, Jacob J, John P. Técnica da cauda de baleia modificada para a gestão de defeitos ósseos em dentes anteriores. J Indian Soc Periodontol 2015; 19:103-6.

116. Kasaj A. Gingival Recession Management (Controlo da recessão gengival): Um Manual Clínico. Cham, Suíça: Springer International Publishing AG, parte da Springer Nature; 2018.

117. Chambrone L, Sukekava F, Araújo MG, et al. Procedimentos de recobrimento radicular para o tratamento de defeitos localizados do tipo recessão: uma revisão sistemática da Cochrane. J Periodontol. 2010;81(4):452-478.

118. Sculean A, Cosgarea R, Stähli A, et al. O túnel avançado coronalmente modificado combinado com um derivado de matriz de esmalte e enxerto de tecido conjuntivo subepitelial para o tratamento de recessões gengivais isoladas da Classe I e II de Miller mandibular: um relatório de 16 casos. Quintessence Int. 2014;45(10) 829-835.

119. Tözüm TF, Dini FM. Tratamento de recessões gengivais adjacentes com enxertos de tecido conjuntivo subepitelial e a técnica do túnel modificada. Quintessence Int. 2003;34(1):7-13.

120. Kim DM, Bassir SH, Nguyen TT. Effect of gingival phenotype on the maintenance of periodontal health: an American Academy of Periodontology best evidence review (Efeito do fenótipo gengival na manutenção da saúde periodontal: uma revisão das melhores evidências da Academia Americana de Periodontologia). J Periodontol. 2020;91(3):311-338.

121. Cortellini P, Bissada NF. Condições mucogengivais na dentição natural: revisão narrativa, definições de casos e considerações diagnósticas. J Periodontol. 2018;89 suppl 1: S204-S213.

122. Rios FS, Costa RS, Moura MS, et al. Estimativas e avaliação multivariável do risco de recessão gengival na população de adultos de Porto Alegre, Brasil. J Clin Periodontol. 2014;41(11):1098-1107.

123. Caton JG, Armitage G, Berglundh T, et al. A new classification scheme for periodontal and peri-implant diseases and conditions - introduction and key changes from the 1999 classification. J Clin Periodontol. 2018;45 suppl 20: S1-S8.

124. Tarnow DP. Retalho semilunar reposicionado coronalmente. J Clin Periodontol. 1986;13(3):182-185.

125. Bittencourt S, Del Peloso Ribeiro E, Sallum EA, et al. Retalho semilunar posicionado coronalmente ou enxerto de tecido conjuntivo subepitelial para o tratamento de recessão gengival: um estudo de seguimento de 30 meses. J Periodontol. 2009;80(7): 1076-1082.

126. Ahad A, Tasneem S, Lamba AK. Retalho reposicionado coronalmente semilunar: uma técnica minimamente invasiva para o tratamento previsível da recessão gengival. N Y State Dent J. 2018;84(4):30-33.

127. Moka LR, Boyapati R, M S, et al. Comparação do retalho coronalmente avançado e semilunar coronalmente reposicionado para o tratamento da recessão gengival. J Clin Diagn Res. 2014;8(6): ZC04-ZC08.

128. Santana RB, Mattos CM, Dibart S. Comparação clínica de dois desenhos de retalho para avanço coronal da margem gengival: retalho semilunar versus retalho coronalmente avançado. J Clin Periodontol. 2010;37(7):651-658.

129. Allen AL. Utilização do envelope supraperiosteal em enxertos de tecidos moles para recobrimento radicular. I. Fundamentação e técnica. Int J Periodontics Restorative Dent. 1994;14(3):216-227.

130. Zabalegui I, Sicilia A, Cambra J, et al. Tratamento de múltiplas recessões gengivais adjacentes com o enxerto de tecido conjuntivo subepitelial em túnel: um relatório clínico. Int J Periodontics Restorative Dent. 1999;19(2):199-206.

131. Santarelli GA, Ciancaglini R, Campanari F, et al. Enxerto de tecido conjuntivo utilizando a técnica do túnel: relato de um caso de cobertura radicular completa na maxila anterior. Int J Periodontics Restorative Dent. 2001;21(1):77-83.

132. Mahn DH. Tratamento da recessão gengival com uma técnica de "túnel" modificada e um aloenxerto de tecido conjuntivo dérmico acelular. Pract Proced Aesthet Dent. 2001;13(1):69-74.

133. Sculean A, Cosgarea R, Katsaros C, et al. Tratamento de recessões gengivais únicas e múltiplas de Miller Classe I e III em dentes restaurados com coroa em áreas estéticas maxilares. Quintessence Int. 2017;48(10):777-782.

134. Sculean A, Cosgarea R, Stähli A, et al. Tratamento de múltiplas recessões gengivais adjacentes da Classe I, II e III de Miller com o túnel coronalmente avançado modificado, derivado da matriz de esmalte e 2016;47(8):653-659.

135. Mahn DH. Correção estética da recessão gengival utilizando uma técnica de túnel modificada e um aloenxerto de tecido conjuntivo dérmico acelular. J EsthetRestor Dent. 2002;14(1):18-23.

136. Zuhr O, Fickl S, Wachtel H, et al. Cobertura de recessões gengivais com uma técnica de túnel microcirúrgico modificada: relato de caso. Int J Periodontics Restorative Dent. 2007;27(5):457-463.

137. Zadeh HH. Tratamento minimamente invasivo de defeitos de recessão gengival anterior do maxilar através de acesso ao túnel subperiosteal por incisão vestibular e fator de crescimento derivado de plaquetas BB. Int J Periodontics Restorative Dent. 2011;31(6):653-660.

138. Gil A, Bakhshalian N, Min S, Zadeh HH. Tratamento de defeitos de recessão múltiplos com acesso ao túnel subperiosteal por incisão vestibular

(VISTA): um estudo piloto retrospetivo utilizando análise digital. J EsthetRestor Dent. 2018;30(6):572-579.

139. Fernández-Jiménez A, Estefanía-Fresco R, García-De-La-Fuente AM, et al. Descrição da técnica de acesso ao túnel subperiosteal por incisão vestibular modificada (m-VISTA) no tratamento de recessões gengivais múltiplas classe III de Miller: uma série de casos. BMC Oral Health. 2021;21(1):142.

140. Lee CT, Hamalian T, Schulze-Späte U. Tratamento minimamente invasivo da deficiência de tecidos moles em redor de uma restauração suportada por implantes na zona estética: relato de caso da técnica VISTA modificada. J Oral Implantol. 2015;41(1):71-76.

141. Schulze-Späte U, Lee CT. Procedimento de acesso ao túnel subperiosteal por incisão vestibular modificada com matriz de colagénio de volume estável para recobrimento radicular: relato de três casos. Int J Periodontics Restorative Dent. 2019;39(5): e181-e187.

142. Bruno JF. Técnica de enxerto de tecido conjuntivo para garantir um amplo recobrimento radicular. Int J Periodontics Restorative Dent. 1994; 14:126-137.

143. Fickl S, Kebschull M, Schupbach P, Zuhr O, Schlagenhauf U, Hürzeler MB. Perda óssea após elevação de retalho de espessura total e parcial. J Clin Periodontol 2011; 38:157 162.

144. Caffesse RG, Burgeft FG. Nasjieti CE. Costelli WA. Cicatrização de enxertos gengivais livres com e sem periósteo. J Periodontol 1979; 50:586-594.

145. Karring T, Lang NP, Loe H. O papel do tecido conjuntivo gengival na determinação da diferenciação epitelial. J Periodont Res 1975; 10:1-11.

146. Zuhr O, Rebele SF, Thalmair T, Fickl S, Hürzeler MB. Uma técnica de sutura modificada para cirurgia plástica periodontal e de implantes - a sutura dupla cruzada. Eur J Esthet Dent 2009;4(4):338-347.

147. Marques TM, Santos. Acesso ao Túnel de Espessura Mista (MiTT) através de uma Incisão Vertical Linear da Mucosa para uma Abordagem Minimamente Invasiva para Procedimentos de Recobrimento Radicular em Sítios Anterior e Posterior: Descrição técnica e série de casos com seguimento de 1 ano. Dent J (Basileia) 2023;11(10):235

148. Chao JC. Uma nova abordagem ao recobrimento radicular: a técnica cirúrgica pinhole. Int J Periodontics Restorative Dent. 2012;32(5):521-531.

149. Reddy SSP. Técnica cirúrgica Pinhole para o tratamento da recessão dos tecidos marginais: uma série de casos. J Indian Soc Periodontol. 2017;21(6):507-511.

150. Lang, N.P. &Löe, H. (1972) A relação entre a largura da gengiva queratinizada e a saúde gengival. Jornal de Periodontologia, 45, 623.

151. Miller, P.D. (1985) Uma classificação da recessão dos tecidos marginais. The International Journal of Periodontics & Restorative Dentistry, 5(2), 8-13.

152. Björn, H. (1963) Free transplantation of gingiva propria. Sveriges Tandlakarforbrinds Tidning, 22, 684-689.

153. King, K. & Pennel, B.M. (1964) Avaliação das tentativas de aumentar a largura da gengiva aderida. Apresentado à Sociedade de Periodontologia de Filadélfia, abril de 1964.

154. Sullivan, H.C. & Atkins, J.H. (1968) Enxertos gengivais autógenos livres. I. Princípios de um enxerto bem sucedido. Periodontics, 6, 121-129.

155. Miller, P.D. (1982). Recobrimento radicular utilizando o auto-enxerto de tecido mole livre após aplicação de ácido cítrico. Parte I. Técnica. O Jornal Internacional de Periodontia e Dentisteria Restauradora, 2, 64-70.

156. Miller, P.D. (1985). Revestimento radicular utilizando o auto-enxerto de tecido mole livre após aplicação de ácido cítrico. Parte III. Um procedimento bem sucedido e previsível em áreas de recessão profunda. O Jornal Internacional de Periodontia e Dentisteria Restauradora, 5, 14-37.

157. Raetzke, P.B. (1985) Cobrindo áreas localizadas de exposição radicular empregando a técnica do "envelope". Jornal de Periodontologia, 56, 397-402.

158. Langer, B. & Langer, L. (1985) Técnica de enxerto de tecido conjuntivo subepitelial para recobrimento radicular. Jornal de Periodontologia, 56, 715-720.

159. Restrepo, O.J. (1973) Retalho reposicionado coronalmente: Relato de quatro casos. Jornal de Periodontologia, 44, 564.

160. Bernimoulin, J.P., Luscher, B.&Muhlemann, H.R. (1975) Retalho reposicionado coronalmente. Avaliação clínica após um ano. Jornal de Periodontologia Clínica, 2, 1-13.

161. Allen, E.P.&Miller, P.D. (1989) Posicionamento coronal da gengiva existente: Resultados a curto prazo no tratamento da recessão superficial do tecido marginal. Jornal de Periodontologia Clínica, 60, 316-319.

162. Baldi, C., Pini-Prato, G., Pagliaro, U. et al. (1999) Procedimento de retalho coronalmente avançado para recobrimento radicular. A espessura do retalho é um fator preditivo relevante para conseguir o recobrimento radicular? Uma série de 19 casos. Jornal de Periodontologia, 70, 1077-1084.

163. Huang, L.-H., Neiva, R.E.F. & Wang, H-L. (2005) Factores que afectam os resultados do procedimento de cobertura radicular com retalho avançado coronalmente. Jornal de Periodontologia, 76, 1729-1734.

164. Zucchelli, G.&De Sanctis, M. (2000) Tratamento de defeitos do tipo recessão múltipla em pacientes com exigências estéticas. Jornal de Periodontologia, 71, 1506-1514.

165. Zuccheli, G., Mele, M., Mazzotti, C., Marzadori, M., Montebugnoli, L. & De Sanctis, M. (2009) Retalho avançado coronalmente com e sem incisões de libertação vertical para o tratamento de recessões gengivais múltiplas: Um ensaio clínico comparativo controlado e aleatório. Jornal de Periodontologia, 80, 1083-1094.

166. Blanes, R.J. & Allen, E.P. (1999) A técnica do túnel de retalho pedicular bilateral: Uma nova abordagem para cobrir enxertos de tecido conjuntivo. The International Journal of Periodontics & Restorative Dentistry, 19, 471-479.

167. Allen, E.P. (2004) Recessão dentária múltipla: Procedimento de bolsa de retenção de papila. Em: E.P. Allen (ed), Contemporary Oral Plastic Surgery Procedural Manual, pp. 9-16. Centro de Educação Dentária Avançada, Dallas, TX.

168. Allen, E.P. & Cummings, L.C. (2005) Estética e regeneração: Matriz dérmica acelular (AlloDerm). In: H. Yoshie & Y. Miyamoto (eds), Technique and Science of Regeneration, pp. 124-131. Quintessence, Tóquio, Japão.

169. Allen, E.P. (2006) AlloDerm: Uma alternativa eficaz ao tecido de dador palatino para o tratamento da recessão gengival. Dentistry Today, 25, 48, 50-52.

170. Harris, R.J. (2000) Um estudo comparativo do recobrimento radicular obtido com uma matriz dérmica acelular versus um enxerto de tecido conjuntivo: Resultados de 107 defeitos de recessão em 50 pacientes tratados consecutivamente. The International Journal of Periodontics & Restorative Dentistry, 20, 51-59. MI Enxerto de tecido mole 163

171. Aichelmann-Reidy, M.E., Yukna, R.A., Evans, G.H., Nasr, H.F. & Mayer, E.T. (2001) Clinical evaluation of acellular allograft dermis for the treatment of human gingival recession. Jornal de Periodontologia, 72, 998-1005.

172. Novaes, A.B. Jr., Grisi, D.C., Molina, G.O., Souza, S.L., Taba, M. Jr.&Grisi, M.F. (2001) Estudo clínico comparativo de 6 meses de um enxerto de tecido conjuntivo subepitelial e de um enxerto de matriz dérmica acelular para o tratamento de recessão gengival. Jornal de Periodontologia, 72, 1477-1484.

173. Oates, T.W., Robinson, M. & Gunsolley, J.C. (2003) Terapias cirúrgicas para o tratamento da recessão gengival. Uma revisão sistemática. Anais de Periodontologia, 8, 303-320.

174. Gapski, R., Satheesh, K. & Wang, H.-L. (2005) Acellular dermal matrix for mucogingival surgery: Uma meta-análise. Jornal de Periodontologia, 76, 1814-1822.

175. Moslemi, N., Zazi, M.M., Haghighati, F., Morovati, S.P. & Jamali, R. (2011) Aloenxerto de matriz dérmica acelular versus enxerto de tecido conjuntivo subepitelial no tratamento de recessões gengivais: Um estudo clínico aleatório de 5 anos. Jornal de Periodontologia Clínica, 38, 1122-1129.

176. Gargiulo, A.W., Wentz, F.M. & Orban, B. (1961) Dimensões e relações da junção dento-gengival em humanos. Jornal de Periodontologia, 32, 261-267.

177. Papageorgakopoulos, G., Greenwell, H., Hill, M., Vidal, R. & Scheetz, J.P. (2008) Cobertura radicular utilizando uma matriz dérmica acelular e comparando um túnel posicionado coronalmente com uma abordagem de retalho posicionado coronalmente. Jornal de Periodontologia, 79, 1022-1030.

178. Cummings, L.C., Kaldahl, W.B. & Allen, E.P. (2005) Avaliação histológica de tecido conjuntivo autógeno e enxertos de matriz dérmica acelular em humanos. Jornal de Periodontologia, 76, 178-186.

179. Griffin, T.J., Cheung, W.S., Zavras, A.I. &Damoulis, P.D. (2006) Complicações pós-operatórias após procedimentos de aumento gengival. Jornal de Periodontologia, 77, 2070-2079.

180. Allen, E.P. (2010) Método de sutura de sling contínuo subpapilar para enxerto de tecido mole com a técnica de tunelização. Jornal Internacional de Periodontia e Dentisteria Restauradora, 30, 479-485.

181. Sclar, A.G. (2003) O retalho de tecido conjuntivo periosteal interposicional vascularizado (VIP-CT). Em: A.G. Sclar (ed), Soft Tissue and Esthetic Considerations in Implant Therapy (Tecidos moles e considerações estéticas na terapia de implantes), pp. 163-188. Quintessence, Chicago, IL.

182. Misch CM. Desenvolvimento do local do implante utilizando técnicas de divisão do rebordo. Oral Maxillofac Surg Clin North Am. 2004; 16:65-74

183. Triplett RG, Schow SR. Enxertos ósseos autólogos e implantes endósseos. Técnicas complementares. In: J Oral Maxillofac Implants. 1996;54: 486-94

184. Mayur S. Khairnar, et al., Modified ridge splitting and bone expansion osteotomy for placement of dental implant in esthetic zone. Contemp Clin Dent. 2014; 5:110-4.

185. Khoury F, Doliveux R. A técnica de núcleo ósseo para o aumento de defeitos ósseos limitados: Estudo Prospetivo de Cinco Anos com uma Nova Técnica Minimamente Invasiva. Int J Periodontics Restorative Dent. 2018 Mar/Abr;38(2):199-207. doi: 10.11607/prd.3467. PMID: 29447312.

186. Woodruff LD, Bounkeo JM, Brannon WM, Dawes KS, Barham CD, Waddell DL, et al. A eficácia da terapia laser na reparação de feridas: uma meta-análise da literatura. Photomed Laser Surg. 2004; 22(3): 241-7.

187. Conlan MJ, Rapley JW, Cobb CM. Bioestimulação da cicatrização de feridas por irradiação laser de baixa energia. Uma revisão. J Clin Periodontol. 1996; 23(5): 492-6.

188. Aoki A, Ando Y, Watanabe H, Ishikawa I. Estudos in vitro sobre a descamação a laser do cálculo subgengival com um laser de érbio: YAGlaser. J Periodontol 1994: 65: 1097-1106.

189. Aoki A, Sasaki KM, Watanabe H, Ishikawa I. Lasers na terapia periodontal não cirúrgica. Periodontol 2000 2004: 36: 59-97.

190. Hakki SS, Korkusuz P, Berk G, Dundar N, Saglam M, Boz kurt B, Purali N. Comparação entre o laser de Er, Cr:YSGG e a instrumentação manual na fixação de fibroblastos do ligamento periodontal a faces de raízes periodontalmente doentes: um estudo in vitro. J Periodontol 2010: 81: 1216-1225.

191. Herrero A, Garcia-Kass AI, Gomez C, Sanz M, Garcia Nunez JA. Efeito de dois tipos de sistemas de laser Er:YAG na superfície radicular em comparação com a destartarização ultra-sónica: um estudo in vitro. Photomed Laser Surg 2010: 28: 497-504.

192. Ishikawa I, Aoki A, Takasaki AA, Mizutani K, Sasaki KM, Izumi Y. Aplicação de lasers em periodontia: verdadeira inovação ou mito? Periodontol 2000 2009: 50:90-126.

193. McKenzie AL. Física dos processos térmicos na interação laser-tecido. Phys Med Biol 1990: 35: 1175-1209.

194. Anders JJ, Lanzafame RJ, Arany PR. Terapia com luz de baixa intensidade/laser versus terapia de fotobiomodulação. Photomed Laser Surg 2015: 33: 183-184.

195. Aoki A, Takasaki AA, Pourzarandian A, Mizutani K, Ruwan pura SM, Iwasaki K, Noguchi K, Oda S, Watanabe H, Ishi kawa I, Izumi Y. Estratégias de laser de foto-bio-modulação na terapia periodontal. Em: Waynant R, Tata DB, editores. Light-activated tissue regeneration and therapy II. Tomar, Portugal: Springer, 2007: 181-190.

196. Merigo E, Clini F, Fornaini C, Oppici A, Paties C, Zangrandi A, Fontana M, Rocca JP, Meleti M, Manfredi M, Cella L, Vescovi P. Cirurgia assistida por laser com diferentes comprimentos de onda: um estudo preliminar ex vivo sobre aumento térmico e avaliação histológica. Lasers Med Sci 2013: 28: 497 504.

197. Aoki A, Mizutani K, Schwarz F, Sculean A, Yukna RA, Taka saki AA, Romanos GE, Taniguchi Y, Sasaki KM, Zeredo JL, Koshy G, Coluzzi DJ, White JM, Abiko Y, Ishikawa I, Izumi Y. Cicatrização de feridas periodontais e peri-implantares após terapia a laser. Periodontol 2000 2015: 68: 217-269.

198. Gaspirc B, Skaleric U. Avaliação clínica do tratamento cirúrgico periodontal com um laser Er:YAG: resultados de 5 anos. J Periodontol 2007: 78: 1864-1871.

199. Sculean A, Schwarz F, Berakdar M, Windisch P, Arweiler NB, Romanos GE. Cicatrização de defeitos intra-ósseos após tratamento cirúrgico com ou sem um laser Er:YAG. J Clin Periodontol 2004: 31: 604-608.

200. Behdin S, Monje A, Lin GH, Edwards B, Othman A, Wang HL. Eficácia da aplicação do laser na terapia cirúrgica periodontal: revisão sistemática e meta-análise. J Periodontol 2015: 86: 1352-1363.

201. Kao RT, Nares S, Reynolds MA. Defeitos intra-ósseos de regeneração periodontal: uma revisão sistemática do Workshop de Regeneração da AAP. J Periodontol 2015: 86: S77-S104.

202. Yukna RA, Carr RL, Evans GH. Avaliação histológica de um novo procedimento de fixação assistido por laser Nd: YAG em humanos. Int J Periodontics Restorative Dent 2007: 27: 577 587.

203. Nevins ML, Camelo M, Schupbach P, Kim SW, Kim DM, Nevins M. Avaliação clínica e histológica humana de um novo procedimento de fixação assistido por laser. Int J Periodontics Restorative Dent 2012: 32: 497-507.

204. Karu T. Primary and secondary mechanisms of action of visible to near-IR radiation on cells. J Photochem Photo biol, B 1999: 49:1-17.

205. Mester E, Mester AF, Mester A. The biomedical effects of laser application. Lasers Surg Med 1985: 5:31-39.

206. Pfitzner A, Sigusch BW, Albrecht V, Glockmann E. Eliminação de bactérias periodontopatogénicas por terapia fotodinâmica. J Periodontol 2004: 75: 1343-1349.

207. Sun G, Tuner J. Terapia laser de baixa intensidade em medicina dentária. Dent Clin North Am 2004: 48: 1061-1076, viii.

208. Aykol G, Baser U, Maden I, Kazak Z, Onan U, Tanrikulu Kucuk S, Ademoglu E, Issever H, Yalcin F. O efeito da terapia laser de baixa intensidade como adjuvante do tratamento periodontal não cirúrgico. J Periodontol 2011: 82: 481-488.

209. Makhlouf M, Dahaba MM, Tuner J, Eissa SA, Harhash TA. Efeito da terapia laser de baixa intensidade (LLLT) adjuvante no tratamento não cirúrgico da periodontite crónica. Photomed Laser Surg 2012: 30: 160-166.

210. Qadri T, Poddani P, Javed F, Tuner J, Gustafsson A. Uma avaliação a curto prazo do laser Nd: YAG como adjuvante da destartarização e alisamento radicular no tratamento da inflamação periodontal. J Periodontol 2010: 81: 1161-1166.

211. Schar D, Ramseier CA, Eick S, Arweiler NB, Sculean A, Salvi GE. Terapia anti-infecciosa da peri-implantite com administração local adjuvante de medicamentos ou terapia fotodinâmica: resultados de seis meses de um ensaio clínico prospetivo randomizado. Clin Oral Implants Res 2013: 24: 104-110.

212. Aleksic V, Aoki A, Iwasaki K, Takasaki AA, Wang CY, Abiko Y, Ishikawa I, Izumi Y. A irradiação laser Er: YAG de baixo nível aumenta a proliferação de osteoblastos através da ativação de MAPK/ERK. Lasers Med Sci 2010: 25: 559-569.

213. Eltas A, Orbak R. Efeitos clínicos das aplicações do laser Nd: YAG durante o tratamento periodontal não cirúrgico em pacientes fumadores e não fumadores com periodontite crónica. Photomed Laser Surg 2012: 30: 360-366.

214. Fulop AM, Dhimmer S, Deluca JR, Johanson DD, Lenz RV, Patel KB, Douris PC, Enwemeka CS. A meta-analysis of the efficacy of phototherapy

in tissue repair (Uma meta-análise da eficácia da fototerapia na reparação de tecidos). Photomed Laser Surg 2009: 27: 695-702.

215. Huang TH, Lu YC, Kao CT. A terapia com laser de díodo de baixa intensidade reduz a inflamação das células ósseas induzida por lipopolissacárido (LPS). Lasers Med Sci 2012: 27: 621-627.

216. Fulop AM, Dhimmer S, Deluca JR, Johanson DD, Lenz RV, Patel KB, Douris PC, Enwemeka CS. A meta-analysis of the efficacy of laser phototherapy on pain relief (Uma meta-análise da eficácia da fototerapia a laser no alívio da dor). Clin J Pain 2010: 26: 729-736.

217. Pinheiro SL, Donega JM, Seabra LM, Adabo MD, Lopes T, do CarmoTH,RibeiroMC,Bertolini PF. Capacidade da terapia foto dinâmica para redução microbiana em bolsas periodontais. Lasers Med Sci 2010: 25:87-91.

218. Tatum H Jr. Reconstruções com implantes na maxila e no seio maxilar. Dent Clin North Am 1986; 30:207-29.

219. Summers RB. Um novo conceito na cirurgia de implantes maxilares: a técnica do osteótomo. Compêndio. 1994;15(2):152,154- 6.

220. Summers RB. A técnica do osteótomo: parte 3 - métodos menos invasivos de elevação do fundo do seio. Compêndio. 1994;15(6):698 700, 702- 4.

221. Boyne PJ, James RA. Enxerto do pavimento do seio maxilar com medula e osso autógenos. J Oral Surg 1980; 38:613-6.

222. Efraim K, Vered K, Eli E, Edo K. Elevação minimamente invasiva do balão da membrana antral. Relatório de 36 procedimentos. J Periodontol. 2007; 78:2032-2035.

223. Zhou X, Hu XL, Li JH, Lin Y. Técnica minimamente invasiva de elevação do seio crestal e colocação simultânea de implantes. Chin J Dent Res 2017; 20:211-8

224. Kher U, Ioannou AL, Kumar T, Siormpas K, Mitsias ME, Mazor Z, et al. Uma série de casos clínicos e radiográficos de implantes colocados com a técnica minimamente invasiva simplificada de elevação da membrana antral na maxila posterior. J CraniomaxillofacSurg 2014; 42:1942-7.

225. Huwais S. Osteótomo de auto-enxerto. WO2014/077920. Genebra, Suíça: Publicação da Organização Mundial da Propriedade Intelectual; 2014.

226. Lahens B, Neiva R, Tovar N, Alifarag AM, Jimbo R, Bonfante EA, et al. Bases biomecânicas e histológicas da perfuração de osseodensificação para colocação de implantes endósseos em osso de baixa densidade. Um estudo experimental em ovinos. J Mech Behav Biomed Mater 2016; 63:56-65.

227. Gayathri S. Técnica de osseodensificação - Um novo método de preservação óssea para aumentar a estabilidade do implante. Ata Sci Dent Sci 2018; 2:17-22.

228. Meyer EG, Huwais S. A osseodensificação é uma nova técnica de preparação de implantes que aumenta a estabilidade primária dos implantes através da compactação e do auto-enxerto ósseo. São Francisco, CA: Academia Americana de Periodontologia; 2014.

229. Pozzi A, Moy PK. Elevação do seio maxilar guiada por transcrestal minimamente invasiva (TGSL): Um estudo de coorte clínico prospetivo de prova de conceito até 52 meses. Clin Implant Dent Relat Res 2014; 16:582-93.

230. Albrektsson T, Wennerberg A. Sobre a osseointegração em relação às superfícies dos implantes. Clin Implant Dent Relat Res. 2019;21(S1):4-7.

231. Branemark P- I. Osseointegração e seus antecedentes experimentais. J Prosthet Dent. 1983;50(3):399-410.

232. Le Guéhennec L, Soueidan A, Layrolle P, Amouriq Y. Tratamentos de superfície de implantes dentários de titânio para uma rápida osseointegração. Dent Mater. 2007;23(7):844-854.

233. Papaspyridakos P, Chen C- J, Singh M, Weber H- P, Gallucci GO. Critérios de sucesso em implantologia dentária: uma revisão sistemática. J Dent Res. 2012;91(3):242-248.

234. Brodala N. Flapless surgery and its effect on dental implant outcomes (Cirurgia sem retalho e o seu efeito nos resultados dos implantes dentários). Int J Oral Maxillofac Implants 2009;24 Suppl: 118-25.

235. Fortin T, Bosson JL, Isidori M, Blanchet E. Efeito da cirurgia sem retalho na dor sentida na colocação de implantes utilizando um sistema guiado por imagem. Int J Oral Maxillofac Implants. 2006;21(2):298-304.

236. Naeini EN, Atashkadeh M, De Bruyn H, D'Haese J. Revisão narrativa sobre a aplicabilidade, precisão e resultado clínico da cirurgia de implantes sem retalhos com ou sem orientação por computador. Clin Implant Dent Relat Res. 2020;22(4):454-467.

237. Arisan V, Karabuda CZ, Ozdemir T. Cirurgia de implantes utilizando guias estereolitográficos suportados por osso e mucosa em maxilares totalmente desdentados: Resultados cirúrgicos e pós-operatórios de técnicas assistidas por computador vs. técnicas padrão. Clin Oral Implants Res 2010; 21:980-8.

238. Sclar AG. Directrizes para a cirurgia sem retalho. J Oral MaxillofacSurg 2007; 65:20-32.

239. Esposito M, Koukoulopoulou A, Coulthard P, Worthington HV. Intervenções para a substituição de dentes em falta: implantes dentários em alvéolos de extração recentes (implantes imediatos, imediatos-retardados e retardados). Base de dados Cochrane de Revisões Sistemáticas 2006, Edição 4. Art. No.: CD005968.

240. Rocci A, Martignoni M, Gottlow J. Carga imediata de implantes tiUnite do sistema brånemark e de implantes de superfície maquinada na mandíbula posterior: Um ensaio clínico aberto e aleatório. Clin Implant Dent Relat Res 2003;5 Suppl 1:57-63.

241. Campelo LD, Camara JR. Cirurgia de implante sem retalho: Uma análise clínica retrospetiva de 10 anos. Int J Oral Maxillofac Implants 2002; 17:271-6.

242. Hahn J. Cirurgia de fase única, carga imediata e sem retalho. J Oral Implantol 2000; 26:193-8.

243. Siessegger M, Schneider BT, Mischkowski RA, Lazar F, Krug B, Klesper B, et al. Utilização de um sistema de navegação guiado por imagens na cirurgia de implantes dentários em locais de operação anatomicamente complexos. J CraniomaxillofacSurg 2001; 29:276-81.

244. Newman MG, Carranza FA, Takei H, Klokkevold PR. Carranzas clinical Periodontology: Complicações e falhas relacionadas com implantes. 12ª ed. Philadelphia: WB Saunders Co. Elsevier Health Sciences; 2015.

245. Jeong SM, Choi BH, Xuan F, Kim HR. Cirurgia de implantes sem retalho utilizando uma mini-incisão. Clin Implant Dent Relat Res 2012; 14:74-9. 11.

246. Loubele M, Bogaerts R, Van Dijck E, Pauwels R, Vanheusden S, Suetens P, et al. Comparação entre a dose de radiação efectiva dos scanners CBCT e MSCT para aplicações dentomaxilofaciais. Eur J Radiol 2009; 71:461-8.

247. Ewers R, Schicho K, Truppe M, Seemann R, Reichwein A, Figl M, et al. Navegação assistida por computador em implantologia dentária: 7 anos de experiência clínica. J Oral MaxillofacSurg 2004; 62:329-34.

248. Jung RE, Schneider D, Ganeles J, Wismeijer D, Zwahlen M, Hämmerle CH, et al. Aplicações de tecnologia informática em implantologia cirúrgica: Uma revisão sistemática. Int J Oral Maxillofac Implants 2009;24 Suppl: 92-109.

249. Schneider D, Marquardt P, Zwahlen M, Jung RE. Uma revisão sistemática sobre a exatidão e o resultado clínico da implantologia baseada em modelos guiados por computador. Clin Oral Implants Res 2009;20 Suppl 4:73-86.

250. Becker W, Goldstein M, Becker BE, Sennerby L. Cirurgia de implantes minimamente invasiva sem retalho: Um estudo prospetivo multicêntrico. Clin Implant Dent Relat Res 2005;7 Suppl 1: S21-7.

251. al-Ansari BH, Morris RR. Colocação de implantes dentários sem cirurgia de retalho: Um relatório clínico. Int J Oral Maxillofac Implants 1998; 13:861-5.

252. Rousseau P. Cirurgia de implantes dentários sem retalho e tradicional: Um estudo comparativo aberto e retrospetivo. J Oral MaxillofacSurg 2010; 68:2299-306.

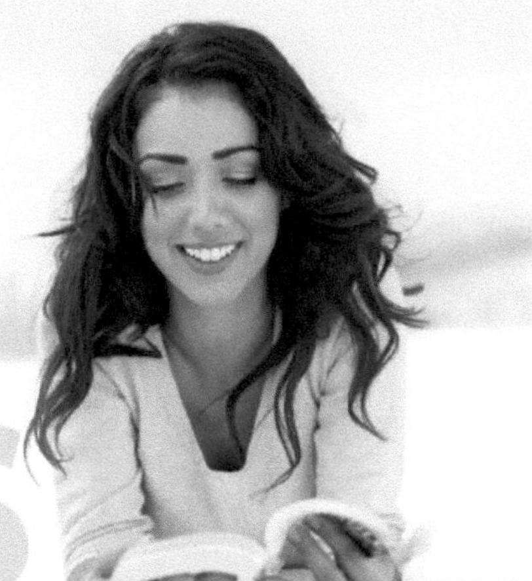

yes I want morebooks!

Buy your books fast and straightforward online - at one of world's fastest growing online book stores! Environmentally sound due to Print-on-Demand technologies.

Buy your books online at
www.morebooks.shop

Compre os seus livros mais rápido e diretamente na internet, em uma das livrarias on-line com o maior crescimento no mundo! Produção que protege o meio ambiente através das tecnologias de impressão sob demanda.

Compre os seus livros on-line em
www.morebooks.shop

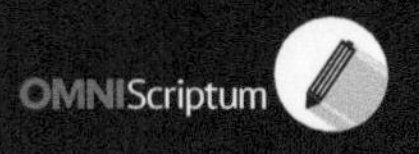

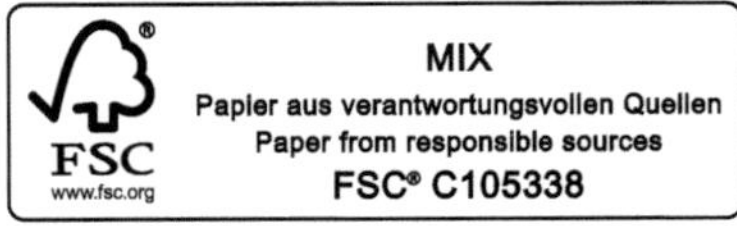

Printed by Books on Demand GmbH, Norderstedt / Germany